第3辑

中西医结合慢性病
防治指导与自我管理丛书

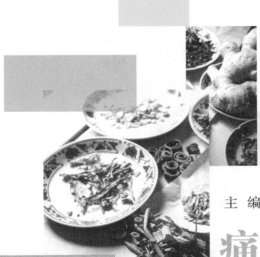

主编◉钱先　郭峰

痛风

U0391893

人民卫生出版社

图书在版编目（CIP）数据

痛风／钱先，郭峰主编．—北京：人民卫生出版社，2017
（中西医结合慢性病防治指导与自我管理丛书）
ISBN 978-7-117-25684-1

Ⅰ．①痛… Ⅱ．①钱…②郭… Ⅲ．①痛风—中西医结合—防治 Ⅳ．①R589.7

中国版本图书馆 CIP 数据核字（2017）第 303971 号

| 人卫智网 | www.ipmph.com | 医学教育、学术、考试、健康，
购书智慧智能综合服务平台 |
| 人卫官网 | www.pmph.com | 人卫官方资讯发布平台 |

痛 风

主　　编：钱 先　郭 峰
出版发行：人民卫生出版社（中继线 010-59780011）
地　　址：北京市朝阳区潘家园南里 19 号
邮　　编：100021
E - mail：pmph @ pmph.com
购书热线：010-59787592　010-59787584　010-65264830
印　　刷：三河市潮河印业有限公司
经　　销：新华书店
开　　本：787 × 1092　1/32　印张：4.5
字　　数：73 千字
版　　次：2017 年 12 月第 1 版　2017 年 12 月第 1 版第 1 次印刷
标准书号：ISBN 978-7-117-25684-1/R · 25685
定　　价：26.00 元

痛 风

主　编　钱　先　郭　峰

副主编　陈剑梅　韩善夯　武建海　史潇璐

编　委　（按姓氏笔画为序）

　　　　史潇璐　陈剑梅　武建海

　　　　赵太媛　施丽娜　袁　涛

　　　　钱　先　钱祎灵　郭　峰

　　　　韩善夯　谭　唱

前　言

　　痛风是由于嘌呤代谢紊乱和（或）尿酸排泄减少引起的一组疾病。其临床特点为：无症状高尿酸血症、特征性急性关节炎反复发作、痛风石沉积、痛风石性慢性关节炎和关节畸形，甚至出现痛风性肾病。后期常并发肾功能衰竭、动脉硬化、冠心病、脑血管意外等。

　　痛风的发病与经济发展及饮食结构关系密切，无论是欧美还是东方民族痛风的患病率有逐年递增的趋势。现代医学多从抗炎止痛，增加尿酸排泄、抑制尿酸生成等方面着手治疗。

　　祖国医学认为痛风属"痹证"范畴，其急性发作期多属"湿热蕴结"，痛风石形成后的慢性期多属"痰浊阻滞""肝肾亏虚"，通过辨证与辨病相结合，能够得到满意的疗效。本病容易复发，为了更好地提高患者的生活质量、帮助患者树立战胜疾病的信心，故编写此书，奉献给广大患者。

本书由临床经验丰富的风湿病专科医师及营养科医师共同编写，力求通俗易懂，为患者提供痛风防治常识及生活指导，中西医结合，内容精简实用，也适合风湿病科初级医师临床参考。由于编者写作经验不足，对有些内容的看法可能存在分歧，恳请读者提出宝贵建议和批评，也欢迎风湿免疫病学的专家学者加以指正。最后，感谢编者们付出的辛勤劳动！

钱　先　郭　峰

2017年5月

目　　录

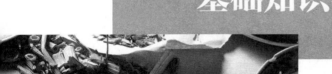

第一章
基础知识导航

第一节 痛风的概念与分期

一、痛风的概念

随着经济的迅速发展，人们的生活方式及饮食结构发生了改变，痛风已成为一种常见病和多发病。但很多人并不十分了解痛风，认为痛风仅仅为累及关节的疾病，还常与其他关节病相混淆，如骨关节炎、类风湿关节炎等。那么，到底什么是痛风呢？

痛风属于代谢性风湿病范畴，与嘌呤代谢紊乱和（或）尿酸排泄减少所致的高尿酸血症直接相

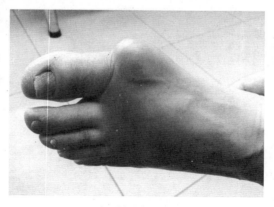

痛风好发部位

关，是一种单钠尿酸盐沉积所致的晶体相关性关节病。痛风的临床特点有：高尿酸血症及因此导致的反复发作的急性痛风性关节炎、痛风石沉积、痛风石性慢性关节炎和关节畸形，常累及肾脏引起慢性间质性肾炎和尿酸肾结石形成，也常伴发代谢综合征的其他组分，如：高脂血症、高血压、腹型肥胖、2型糖尿病以及心血管疾病。

痛风可分为原发性及继发性两类，原发性痛风目前具体病因并不明确，主要与遗传因素有关；继发性痛风是继发于白血病、淋巴瘤、恶性肿瘤放疗化疗后、肾功能不全、服用某些药物（如呋塞米、阿司匹林、对氨基水杨酸）等，由于核酸转化增加，导致高尿酸血症。而我们通常所说的痛风一般均指原发性痛风。

95%的痛风发生于男性，起病一般在40岁以后，且患病率随年龄的增加而增加，但近年来痛风发病率亦有年轻化的趋势；女性患者大多发生于绝经期后。

二、痛风的分期

痛风按其自然病程及临床表现可以分为：急性痛风性关节炎、间歇期痛风、慢性痛风石病变期，以及痛风肾脏病变。

（一）急性痛风性关节炎

通常发生于20~50岁的男性中，是痛风的早期表现，好发于下肢的远端关节，75%~90%首次发作侵犯单一关节，尤其是第一跖趾关节（50%以上病人首发于此，在以后病程中90%患者累及该关节）。下肢关节，特别是跖趾关节承受压力最大，易发生损伤，局部皮温也较低，导致尿酸容易沉积于此，故成为痛风的好发关节；足背（跗跖）、足跟、踝、膝、指、腕及肘关节也常受累，肩、髋、脊椎等关节则较少发病。发病前多无明显征兆，起病急骤，常在午夜或清晨因关节疼痛而惊醒，疼痛可进行性加剧，呈撕裂或刀割样，多在一天内达高峰，难以忍受，受累关节红、肿、热、痛明显，功能障碍，部分患者可伴有发热、寒战、头痛、白细胞升高、血沉增快等全身症状。发病初期多呈自限性，一般在数天或两周内自行缓解，恢复至正常。急性痛风性关节炎缓解后多无任何症状体征，关节可完全恢复正常，仅在受累关节局部遗留色素沉着、脱屑、瘙痒等，但是可反复发作。此期一般不出现痛风石，也无明显的肾脏损害。

（二）间歇期痛风

痛风患者发作后症状消失的期间，此期通常没有明显症状，仅表现为血尿酸水平增高，称为间歇期痛风。不同病人，痛风发作间期长短也不相同，多数患者在初次发作后1~2年内复发，如若没有进行正规治疗，随着时间的推移，发作次数会愈加频繁，且症状持续时间更长，症状更重，无症状间歇期不断缩短，甚至不能缓解，反复发作后受累

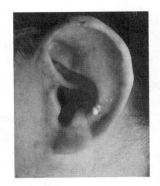

耳廓痛风石

关节由单一性逐渐进展为多关节性，最后形成痛风石，进入慢性痛风石关节炎期。其中亦有少数病人很幸运，他们的痛风自然消退后，便不再发作。

（三）慢性痛风石性关节炎期

本期特点是关节炎持续不缓解且存在皮下痛风石。皮下痛风石是痛风进入慢性期的标志，是长期高尿酸血症未满意控制的结果。高嘌呤饮食及身体劳倦等多种环境因素，均可导致慢性期痛风反复发作，且呈进行性加重趋势。痛风石好发于反复发作的关节周围，如耳轮、跖趾、指间和掌指关节。通常是多关节受累，受累关节表现为以骨质缺损为中心的关节肿胀、僵硬及畸形，形状不规则且不对称。痛风石处皮肤表面菲薄，破溃后有豆腐渣样白色物质排出，经久不愈，若形成瘘管

时，周围组织形成慢性肉芽肿则不易愈合。慢性痛风性关节炎与皮下痛风石常同时出现，临床表现较缓和，表现为持续的关节肿胀、压痛、畸形及功能障碍。

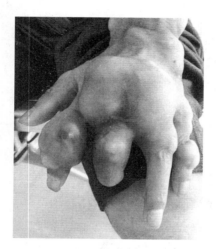

慢性痛风石性关节炎

（四）肾脏病变期

由长期高尿酸血症导致尿酸盐结晶沉积在肾脏及泌尿系统所致，是痛风特征性的病理变化之一。包括慢性尿酸盐肾病、尿酸性尿路结石、急性尿酸性肾病。慢性尿酸盐肾病一般病程较为缓慢，早期仅表现为间歇性蛋白尿，随着病情的发展，转变为持续性蛋白尿；后期肾脏浓缩功能受损，出现夜尿增多等，晚期则可发生肾功能不全，表现为水肿、高血压、血尿素氮和肌酐升高，最终可因肾脏功能衰竭或合并心血管病而死亡。尿酸性尿路结石则以肾绞痛和血尿为主要临床表现，在痛风患者中发病在20%以上，且可能出现在痛风性关节炎前。急性尿酸性肾病在原发性痛风中比较少见，主要发生于继发性痛风，如恶性肿瘤、血液病放疗、化疗后等。

第二节 痛风与高尿酸血症

对于高尿酸血症和痛风，很多患者都不太清楚，有的认为他们是"孪生兄弟"，有的则认为它们毫不相关。那么，痛风和高尿酸血症究竟是一种什么关系呢？

高尿酸血症是指血中尿酸超过正常范围上限的一种状态，其诊断具体为男性或绝经后女性血尿酸浓度 > 420 μmol/L，女性血尿酸浓度 > 350 μmol/L。当体内血尿酸盐浓度增高呈过饱和状态时，部分患者会出现尿酸盐在关节及关节周围组织以结晶式沉积，引起炎症反应，发生痛风性关节炎。所以，高尿酸血症也可以说是痛风的前驱表现。然而，高尿酸血症并不一定都能演变为痛风，其中仅有5%～12%的患者最终发生痛风，很多人一生中只处于无症状的高尿酸血症期，并不出现痛风性关节炎的急性发作。但是这不意味着高尿酸血症对关节、肾脏无损害，只是因为这种尿酸盐沉积所致的组织损害可能比较轻微，尚未出现明显的临床症状。并且在血尿酸的持续升高中，痛风的发病率也随之升高。

高尿酸血症不等同于痛风，痛风患者在病程的某一阶段中必有高尿酸血症，但其血尿酸常表现为间歇性的特点，并不是痛风所有的发作期、间歇期均存在高尿酸血症。少部分痛风患者发病时，血尿酸可处于正常范围，可能与身体进行自我调节，加速了尿酸排出有关，如急性发作时，体内肾上腺皮质激素分泌增加从而可促进尿酸排泄。因此，当某一次检查痛风患者血尿酸正常时，不能否认他有高尿酸血症或存在关节炎的急性发作。

因此，高尿酸血症与痛风之间在本质上没有什么区别，可以把它们看成是一种疾病发展过程中的两个不同阶段。同时，痛风性关节炎反复发作，导致慢性痛风性关节炎及痛风石发生，症状持续不缓解，甚至出现尿酸性肾炎、尿酸性尿路结石，这些也均是尿酸长期高浓度，导致尿酸盐结晶在皮下、关节、肾脏沉积的结果。因此，血尿酸升高是痛风

发生及病情进展的最重要生化基础及最直接的危险
因素。

综上所述，高尿酸血症和痛风关系密切，虽然
高尿酸血症患者不一定会发生痛风，但是痛风的发
生一定少不了高尿酸血症。由于高尿酸血症无明显
的临床表现，很容易被忽视，但是随着高尿酸血症
时间的增加，患痛风的机会也就越大，同时，痛风
患者若长期的高尿酸血症得不到很好的控制，亦会
引起病情的加重和进展。

第三节　痛风与代谢综合征的关系

一、代谢综合征的概念

"三高症"是高血压、高血糖、高血脂的统称。
因高血糖中的胰岛素抵抗、高胰岛素血症、糖耐
量异常，高血脂中的高甘油三酯血症和高血压与
多种代谢相关疾病有密切的联系，目前将其统称
为"代谢综合征"。所以，代谢综合征（metabolic
syndrome，MS）是多种代谢成分异常聚集的病理状
态，是一组复杂的代谢紊乱症候群，其集簇发生可
能与胰岛素抵抗（IR）有关，临床表现为有腹部肥
胖或超重，致动脉粥样硬化的血脂异常，即高甘油

三酯（TG）血症及高密度脂蛋白胆固醇（HDL-C）低下，高血压，胰岛素抵抗及/或葡萄糖耐量异常。有些标准中亦将高尿酸血症也划入代谢综合征。

二、痛风与肥胖和代谢综合征的相关性

（一）痛风与中心性肥胖

肥胖程度以体重指数（BWI）判别，但内脏脂肪堆积更具有病理意义，故世界卫生组织将体重指数 $> 30kg/m^2$ 或腰围/臀围男性 > 0.90，女性 > 0.85 时定义为中心性肥胖。肥胖者的血尿酸水平通常高于正常，有研究发现，男性体重增加30%，血尿酸增加60 μmol/L，女性体重增加50%，血尿酸增加48 μmol/L；并且高尿酸血症及痛风的发病率随体重指数的增加而增加，体重指数大于25.0的人群，高尿酸血症的患病率为小于25.0的人的两倍，提示高尿酸血症与肥胖相关。

高尿酸血症及痛风与肥胖（尤其是中心性肥胖）密切相关，可能与肥胖患者的膳食结构有关，肥胖患者的饮食结构普遍存在不合理情况，摄入热能过多，尤其是高蛋白及高脂肪食物，这类食物嘌呤含量高，使体内代谢尿酸生成增加，而且肥胖患者一般进食多，运动消耗少，过多的脂肪贮存在皮

下、腹部及内脏器官，当劳累或饥饿时，容易动用体内脂肪提供热量，此时脂肪分解产生的酮体可阻碍尿酸的排泄，间接地升高血尿酸水平；另外，肥胖患者多存在体内内分泌紊乱，如雄激素和促肾上腺皮质激素水平下降或酮体生成过多可抑制尿酸排泄。故肥胖既是痛风发病的危险因素，又是痛风发展的促进因素。

（二）痛风与血脂异常

血脂异常为代谢综合征的必要条件，表现为血浆中胆固醇及甘油三酯升高，高密度脂蛋白低下，低密度脂蛋白正常或轻度升高。痛风患者中常伴有高甘油三酯及低高密度脂蛋白血症，有研究指出，甘油三酯与血尿酸呈正相关，是引起高尿酸血症的独立危险因素，而与血胆固醇无明显相关。

流行病学调查研究显示痛风患者中伴有高脂血症的约有25%，高脂血症患者中合并高尿酸血症的有60%～80%。脂代谢紊乱常合并高尿酸血症的机制可能为：血清中升高的脂蛋白酶、血脂代谢分解产生的酮体及游离的脂肪酸代谢诱导产生代谢综合征的副产物，均可降低尿酸的排泄，间接使血尿酸水平增高，同时脂肪酸合成增加导致葡萄糖-6-磷酸酶活性增加，嘌呤合成相应增加而使血尿酸升高。反之，体内血尿酸升高，可导致脂蛋白酶活性降低，促进低密度脂蛋白的氧化及脂质过氧化，从而使血脂升高。

（三）痛风与高血压

高尿酸血症及痛风与高血压的发生发展密切相关。高血压是独立的致高血尿酸血症因子。美国一项历时9年的随访研究发现高血压人群痛风的发病率为4.6%，而血压正常人群为1.5%，高血压人群的痛风累计发病率也较血压正常者更高。其机制考虑为：长期高血压可导致肾小球动脉硬化，肾小管因缺氧而导致乳酸生成增加，与尿酸竞争排泄而使尿酸排泄率下降，造成尿酸潴留，因而引起高尿酸血症。所以高尿酸血症也是评估高血压患者肾血流受损程度的一个指标，肾血流受损越重，血尿酸越高。另外，未经治疗的高血压患者中大约有50%同时伴有高尿酸血症，且高尿酸血症先于高血压的发生，有研究发现血尿酸水平每增加59.5 μmol/L，发生高血压的危险率增加23%，提示高尿酸血症可能是高血压的一个可靠的独立预测因子。其原因可能为高尿酸血症通过尿酸盐结晶沉积于小动脉壁而损伤动脉内膜及激活肾素–血管紧张素系统等，从而导致高血压的发生。

（四）痛风与糖尿病

痛风与糖尿病的发病密切相关，糖尿病患者易产生高尿酸血症。2型糖尿病患者中伴高尿酸血症者约占2%～50%，多元回归分析表明：胰岛素敏感性与血尿酸独立相关，血尿酸水平越高，胰岛素抵抗越明显，高尿酸血症可作为胰岛素抵抗的一个简易标志物。

高尿酸血症及痛风常合并糖尿病，考虑与以下因素相关：糖尿病本身有嘌呤代谢增强及尿酸生成增加的特点，且长期高血糖损害肾脏血管，也会导致尿酸的清除率下降；胰岛素有刺激尿酸再吸收的作用，而高尿酸血症与胰岛素抵抗密不可分，从而导致尿酸再吸收增加，血尿酸升高。反之长期高尿酸血症，可能会破坏胰岛β细胞，影响胰岛素分泌，从而诱发糖尿病。

第四节　痛风的易患人群与发病率

目前，全世界范围内痛风患病率均呈逐年上升趋势。随着我国经济的迅速发展，居民的饮食结构发生了改变，加上缺乏适量的体力运动，高尿酸血症和痛风的患病率亦日益增高，并呈年轻化趋势。目前，我国痛风患者约在1200万以上，而高尿酸血症者约有1.2亿，约占人口总数的9.0%。那么，痛风的发病率主要受哪些因素影响呢？

一、痛风与遗传

据统计，痛风有明显的家族性发病倾向，约10%～25%痛风患者有痛风家族史，而痛风患者近亲中发现有15%～25%有高尿酸血症。另有研究发现，双亲都有高尿酸血症和痛风者比单亲有高尿酸血症和痛风者病情更重，前者从儿童阶段即可得病。因此，可以肯定痛风是可以遗传的。痛风遗传缺陷的本质与其他疾病是相同的，主要是基因突变。基因是染色体上具有遗传效应的DNA片段，控制着蛋白和酶的合成。痛风的发生即是因为控制尿酸合成的一些酶的基因发生了突变。

在原发性痛风中，只有1%～2%的病例，病因比较明确，即先天性酶缺陷，为性连锁或常染色体单基因遗传病，绝大多数原发性痛风的病因并不明确，一般认为是多基因遗传方式，即其发病与否受多对基因控制，其中每对基因的作用是微效的，但遗传效应可以叠加，而且共同显现。多基因遗传病是否发病要看遗传效应是否超过某个阈值，而阈值则是受多种因素影响，包括性别、年龄、饮食、伴随疾病等。因此，虽然公认原发性痛风是一种遗传性疾病，但是却无法准确预测家系中出现痛风患者的规律。

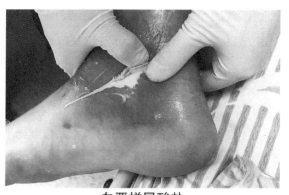

白垩样尿酸盐

二、痛风的易患人群

除了先天的遗传因素外，后天的环境因素也对痛风发生起着重要作用。痛风的易患人群有如下特征：

（一）年龄因素

痛风可发生在任何年龄，其中以中老年人群发病率最高，大多发生在30～70岁间。老龄化是影响痛风和高尿酸血症发生的一个重要危险因素，可能与年龄增大、肾功下降，使尿酸排泄减少有关。不过，因为现在生活水平的提高，营养过剩，运动缺乏，痛风逐渐呈现年轻化趋势。

（二）性别因素

痛风发病有明显的"重男轻女"特征。男性的血尿酸水平高尿酸血症明显高于女性，两者痛风发病比例约为20：1。痛风偏爱男性的原因是：男性喜烟酒、赴宴，喜食高嘌呤、高蛋白食物，使体内尿酸增加，排出减少，同时雌激素有促进肾脏排泄尿酸的作用，并有抑制关节炎发作的作用，所以年轻女性少有痛风发作。女性高发年龄在绝经期后，因为绝经后人体内雌激素水平下降明显，从而降低了肾脏对尿酸的清除率，使血尿酸升高。

（三）体重因素

肥胖的中年男性更易患痛风，与肥胖患者不良的饮食及生活习惯有关，大多进食过多的高蛋白食物，并且不爱运动，故饮食条件优越的人更易患痛风，而且，肥胖病人减肥后，可降低血尿酸水平。

（四）种族与地域因素

痛风的患病率随种族和地区的不同而不同，可能与经济发展水平及生活方式有关。欧美国家痛风发病率明显高于其他国家，同在亚洲地区，日本患病率升高较显著，并且在我国大陆地区，城市高于农村，沿海地区高于内陆，这些均与所在地区经济相对发达，居民生活水平较高，生活方式不健康有关。而黑人生活水平并不发达，痛风发病率却明显高于白人，同在台湾地区，土著居民较非土著居民高尿酸血症发生率升高明显，这些考虑与基因有关。高原地区因缺氧使体内红细胞增多，导致红细胞内腺苷酸磷酸核苷酸转移酶等功能紊乱，内源性嘌呤生成过多，故高原地区痛风发病率较平原地区高。

（五）饮食因素

尿酸是嘌呤代谢的最终产物，高嘌呤饮食，如动物内脏、海产品，均可增加体内嘌呤的合成，导致血尿酸浓度增高，是诱发痛风发作的最常见原因。食物中嘌呤含量的规律为：动物内脏、海鲜＞鱼类、肉食＞干豆、坚果＞叶类蔬菜＞谷物＞淀粉类、水果；相较于饮食，酗酒是更重要的危险因素，因为乙醇本身可提供嘌呤原料，加上其代谢过程中，血乳酸水平升高，抑制了肾脏对尿酸的排泄，同时乙醇能会快速消耗腺嘌呤核苷酸，从而使尿酸升高。嘌呤水平随乙醇种类不同而不同，一般规律是陈年黄酒＞啤酒＞普通黄酒＞白酒＞红酒。

（六）生活方式因素

无规律的生活方式会打乱人体的生物钟，有些年轻人生活毫无规律，常常通宵达旦，会使体内代谢异常，是痛风的好发对象。

（七）职业因素

从职业上看，高尿酸血症和痛风好发于脑力劳动者及高收入者，因为这类人群工作压力大，过度的精神紧张容易导致身心疲乏，同时这类人群工作条件优越，体力消耗少，生活及饮食水平也较高，为罹患痛风埋下祸根。

由此可见，痛风发病受多种因素影响，故在预防痛风过程中，要采取综合措施。

第五节　痛风是怎么发生的

许多患者在得了痛风后饱受痛苦和折磨，常纠结于"我为什么会得痛风呢？"那么，痛风是怎么发生的呢？现在，我们从高尿酸血症的形成及痛风的发生两方面来具体阐述痛风的形成过程。

一、高尿酸血症的形成

各种能导致尿酸生成增加和（或）尿酸排泄减少的因素，均可引起血尿酸浓度过高，从而诱发痛风。已有研究表明，原发性痛风约10%是因尿酸生成增加所致，约90%则是由于尿酸排泄减少产生。

（一）尿酸生成增加

尿酸是人体内嘌呤代谢的最终分解产物，嘌呤主要有以下两方面来源。

1. 外源性　在人体，来源于富含嘌呤或核酸蛋白食物的尿酸仅占20%，由于食物中的嘌呤经机体代谢可全部转化为尿酸，故高嘌呤饮食可引起血尿酸升高，反之，控制高嘌呤饮食即可降低尿酸。外源性嘌呤代谢紊乱在高尿酸血症的发生中并不是最主要的因素，需要指出原发性痛风性关节炎患者在严格控制饮食的情况下，有时虽能降低血尿酸，但并不能完全纠正高尿酸血症，提示高嘌呤饮食不是痛风的原发因素，但短时间内大量摄入高嘌呤饮食则可导致血尿酸迅速升高，诱发痛风性关节炎发作。临床上在就餐中即发作痛风性关节炎的现象并不罕见。

2. 内源性 尿酸的主要来源为内源性，为细胞代谢分解的核酸和其他嘌呤类化合物产生，大约占总尿酸的80%，故内源性的嘌呤代谢紊乱较外源

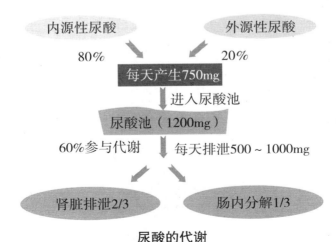

尿酸的代谢

性的更为重要。造成内源性嘌呤代谢紊乱主要由尿酸代谢过程中相关酶的缺陷或活性改变所致，属于遗传性疾病范畴，故痛风的发作常具有家族集聚性发作倾向。另外，在酗酒、剧烈运动、寒冷、手术、外伤及危重病人中，因大量消耗三磷酸腺苷（ATP）也会使血尿酸生成增加。

（二）尿酸排泄减少

24 小时尿酸排泄小于 600 毫克即为尿酸排泄减少。尿酸是嘌呤代谢的终产物，其中 1/3 由大肠细菌分解，而 2/3 都以原型经肾脏排出。肾脏清除尿酸主要通过肾小球滤过、肾小管重吸收、肾小管再分泌、分泌后重吸收四个流程，最后经尿液排出体外，以上四个过程中，任何一个环节发生异常，均可导致尿酸排出减少，其中尤以肾小管分泌尿酸功能障碍为最主要病因，痛风患者 80%～90% 的个体具有尿酸排泄障碍，其异常亦常与基因变异相关，故大部分患者有阳性家族史，属于多基因遗传缺陷，确切的发病机制尚不完全明确。

二、痛风的发生

痛风与高尿酸血症密切相关，那么为什么仅有少部分高尿酸血症患者最终发展为痛风，而大部分高尿酸血症患者终身均无急性痛风性关节炎发作？

为什么某些痛风性关节炎急性发作病人，血尿酸却正常甚至低于正常水平？尿酸盐如何析出？为什么痛风好发在关节？全面地了解痛风的发作过程，对于患者今后的降尿酸治疗及减少痛风的发作次数，有重要的意义。

首先，痛风系尿酸盐结晶在骨关节及关节周围组织沉积所引起的急性炎症反应。当体液中血尿酸长期升高呈过饱和状态，此时在某些诱发条件下，如高嘌呤饮食、局部因素包括温度及 pH 下降、精神紧张、疲劳、酗酒、创伤等，可有尿酸盐微结晶析出。尿酸盐结晶常常沉积在关节，是由于关节及其周围组织中血管少，pH 低，局部肤温也偏低，尤其是下肢关节，加上承压大，易损伤等因素，为痛风的好发关节。

尿酸盐结晶沉积在关节后有两种转归。一种情况即尿酸盐结晶，作为异物通过刺激炎症介质的合成和释放，如中性粒细胞、单核细胞、巨噬细胞、细胞因子、免疫蛋白等，引起关节软骨溶解和软组织损伤等一系列非特异急性痛风性关节炎反应，出现局部红、肿、热、痛的急性痛风性关节炎表现；另一种情况为尿酸盐结晶仅沉积在关节，而无急性发作。这是因为导致痛风性关节炎急性发作的主要原因为血尿酸的迅速波动。血尿酸突然升高，可使尿酸盐结晶在已饱和滑液中沉淀，形成针状尿酸盐，从而导致痛风发作，同时若血尿酸突然下降，痛风石表面溶解，亦可释放出不溶性的针状结晶，亦可诱发炎症。这也解释了为什么某些痛风病人反复发作后，再一次发作时，尿酸水平却不高，另外，急性炎症发作时，人体处于应激状态，分泌较多的肾上腺皮质激素，促进了尿酸排泄。

综上所述，痛风的发生过程十分复杂，同时受遗传因素及环境因素的影响。由于基因的突变引起尿酸合成增多和排泄减少，同时在高嘌呤饮食、酗酒、肥胖等饮食习惯和不良生活方式下，引起高尿酸血症，尿酸浓度过饱和形成结晶沉积在关节，触发了体内一系列的免疫反应，导致急性炎症发生。但其具体的发病过程目前还不是很清楚。

第六节　痛风的危害性

痛风的危害，初期相对隐性，主要表现为关节肢体肿痛，但后期危害极大，血尿酸长期处于过饱和状态，可沉积形成不溶性的尿酸盐结晶，随全身血液循环，危害各脏器和血管等。主要表现为以下几个方面：

一、关 节

首先，痛风的危害主要体现在症状上，尿酸盐结晶在关节软骨和滑膜等部位沉积，从而引起关节软骨溶解和软组织损伤诱发急性痛风性关节炎发作，发作时，剧烈的疼痛呈撕裂样、刀割样、咬噬或烧灼样，许多患者难以忍受，关节局部红肿灼热，触痛明显，功能障碍，严重影响生活和工作。

痛风中晚期，因长期显著的高尿酸血症未控制，大量的尿酸盐结晶沉积于皮下、关节，导致皮下痛风石及慢性痛风性关节炎，痛风石最常发生于耳廓、跖趾、指间和掌指关节处。关节内大量痛风石沉积可造成关节骨质破坏、关节周围组织纤维化、继发退行性改变等，严重者导致关节的破坏及畸形，足部变形严重时可能造成病人穿鞋上的严重问题。此外，痛风石皮肤表面菲薄，容易发生破溃，并有白色粉状或糊状物排出，难以愈合，甚至于需接受截除手术。

二、并 发 症

虽然，对于患者来说，痛风引起的关节剧痛及关节畸形是最为恐惧的，但是这种关节损害并不会危及生命，痛风患者真正的危害体现在并发症上。

（一）肾脏病变

原发性痛风所导致的肾脏病变主要为慢性尿酸性肾炎和尿酸性尿路结石。两者均是因为长期高尿酸血症未正规诊治导致。

血尿酸长期处于过饱和状态，微小的尿酸盐晶体沉积于肾间质，可导致慢性肾小管–间质性肾炎，引起肾小管萎缩变形、间质纤维化，严重者可引起肾小球缺血性硬化，导致肾功能不断下降。肾功能损害发生的病程较为缓慢，早期仅表现为间歇性的蛋白尿，不易被患者及医生发现，一般血、尿检查也无异常。随着病情的发展，可转变为持续性蛋白尿，肾脏浓缩功能受损，出现夜尿增多等，进一步出现肾小球滤过功能下降表现，一旦患者出现水肿、高血压、肾功能不全等症状时，肾功能损害往往进展到了中晚期，严重者最终可因肾脏功能衰竭或合并心血管疾病而死亡。尿酸性肾病的发作率仅次于痛风性关节损伤，并且与病程和治疗有亲密关系。

尿中尿酸浓度增加呈过饱和状态，沉积于泌尿系统形成结石。痛风出现结石的概率较高，占痛风患者的10%～30%。尿酸性结石多呈泥沙样，较小的随尿排出，常无症状，结石较大者可阻塞尿路，引起血尿及肾绞痛，因尿流不畅容易合并感染，如肾盂肾炎、肾积水、积脓或肾周围炎等，进一步加速结石增长和肾实质损伤。

痛风导致的肾脏病变早期发现，及时治疗，多可逆转，肾功能多可完全恢复正常。一旦肾功能衰退到中晚期，就只能依靠血液透析维持生命了。既往资料显示，痛风患者最终死于肾衰、尿毒症者高达30%，是痛风最主要的致死原因。

（二）痛风性代谢综合征

痛风患者常并有高血压、高脂血症、动脉硬化、冠心病、糖耐量降低及2型糖尿病，统称代谢综合征，这可能与这些疾病共同的发病基础胰岛素抵抗相关。持续的高血尿酸症会使过多的尿酸盐结晶沉淀在动脉内，刺激机体对异常发生免疫反应，在炎性介质和细胞因子的作用下，加上血小板凝集亢进，加速了动脉硬化的进展。美国心脏协会已将痛风列为缺血性心脏病的危险因素及动脉硬化的促进因子。这些并存的疾病与痛风互为因果，互相促进，使痛风患者心肌梗死、脑卒中、周围血管梗死的患病率显著增高，在痛风患者的死亡原因中占有一定的比例。同时，高血压、糖尿病对肾血管的损害也会导致尿酸排泄率下降，进一步加重高尿酸血症，故痛风与代谢综合征密切相关。

第七节　痛风如何自我诊断

痛风是一种慢性终身性疾病，病程甚至可长达数年，有间歇性发作的特点，不发作时与正常人没有不同，患者常常并不在意，甚至有些临床医生也缺乏诊断意识，误诊漏诊现象屡见不鲜。目前痛风在我国发病率逐年增高，因其病程长，合并症多，如不及早诊断，正规诊治，晚期致残率很高，严重者甚至可造成脏器衰竭危及生命，所以早期诊断痛风很重要。

一、应警惕痛风的人群

首先，根据痛风的发病特点，以下人群尤要警惕患痛风的可能性：老年人，60岁以上，无论性别和体型；肥胖，尤其是中年男性和绝经后女性；心血管疾病，诸如高血压、动脉粥样硬化、冠心病、脑血管疾病（如脑梗死、脑出血等）；代谢性疾病，如2型糖尿病、高脂血症等；生活习惯差，如长期无肉不欢、喜食海鲜、酷爱饮酒的中老年人群；有痛风家族史的人群。

二、应警惕痛风发生的情况

同时，当遇到以下情况时，应首先要想到痛风的可能，并行进一步系列检查，包括血尿酸、肾功能、关节X线片，必要时可行关节镜检查明确诊断。

1．反复发作的急性不对称性关节炎，典型部位为足跖趾关节，尤其是首发在第一跖趾关节者，部分患者发作前有明确病因，如进食高嘌呤食物、饮酒、饥饿、疲劳、受凉、外伤、手术等。

2．自限性急骤进展的关节炎，常在夜间发作，疼痛剧烈，炎症常在一天内达高峰，尤其是以第一跖趾关节最为严重者。初次发作可在数日内自行缓解。

3．急性关节炎反复发作，间歇期较长而关节完全正常者。

4．多关节炎，而髋、脊柱和肩关节从未受累者。

5．多关节炎伴可疑痛风石者，痛风石发生的典型部位为耳廓。

6．受累关节皮下组织结节溃破，不断流出液体，而微生物培养阴性并且无明显全身中毒症状者。

7．血尿酸水平升高，无继发原因可寻，或虽有继发原因，但以前就有痛风好发部位的急性关节炎发作史者。

第二章

名家防治指导

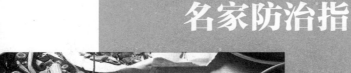

第一节　中 医 外 治

一、中 药 外 用

中药外用法包括：药膏外敷、药汁外洗、药液熏洗等，药物通过皮肤直接渗透到患处，起效快，吸收稳定，作用持久，常用中药包括苍术、薏苡仁、红花、牛膝、茯苓、艾叶、木瓜、生半夏、制天南星、王不留行、大黄、海桐皮等，可根据患者辨证分型灵活选用，但部分药物有毒副作用，请在专科医生的指导下选用。现举例如下：

（一）外敷

1. 玉露散（《药奁启秘》）　用麻油、菊花露、银花露或凡士林调敷患处。适用于急性关节炎期风湿热痹。

2. 回阳玉龙膏（《外科正宗》）　将草乌、肉桂、干姜、赤芍、白芷、南星研至极细，热酒调敷，亦可掺于膏药内贴之。适用于痛风慢性期痰瘀痹阻型。

3. 硫黄软膏　将硫黄软膏与冰硼散调匀，外敷于患处，适用于痛风性关节炎关节疼痛，活动不利。皮肤对硫黄过敏者禁用。

4．金黄散（《外科正宗》）　由天花粉50g、姜黄25g、黄柏25g、大黄25g、生南星10g、白芷25g、苍术10g、厚朴10g、陈皮10g、甘草10g等组成，上药加冰片10g研成细末，再用1/5山茶油与4/5金黄散调匀，敷于患处，适用于痛风急性发作期。

（二）外洗

1．蠲痹洗剂　山西省中医药研究院采用蠲痹洗剂（由泽兰叶20g，片姜黄20g，当归15g，防风15g，五倍子15g，黄柏15g，苦参15g，土茯苓15g，白鲜皮15g，急性子15g，透骨草15g，蒲公英15g，侧柏叶15g组成），水煎提取40分钟，滤出药液800ml，于35℃左右时浴洗疼痛关节，每次1小时，每日3次，12天为一疗程。

2．柳州医学高等专科学校第二附属医院研究单纯采用中药外洗治疗急性痛风性关节炎的临床疗效，研究发现中药外洗法治疗急性痛风性关节炎具有较好的抗炎止痛作用，可明显缓解患者的临床症状。方剂组成：防风、独活、当归、红花、白芷、延胡索、川芎、威灵仙、大黄、黄栀子、生地黄各等分，共研成粉末，以每包10g装包备用。使用时将药粉放入盆内加入80℃左右的热水5000ml，待自然冷却到45℃左右，将患肢放到药水中浸泡或用毛巾渗透药液敷洗。每次治疗15～20分钟，用药1包，每日早晚各治疗1次，连续治疗1周。

（三）中药熏洗

热痹熏洗剂：由汉防己、龙胆草、黄柏、生大黄、芒硝等18味组成本方，用热气熏于患处，药液浸泡患处。适用于急性痛风性关节炎湿热痹阻证。

二、针刺治疗

（一）刺血疗法

《素问·调经论》所载："血有余，则泻其盛经出其血"，是刺血疗法的理论依据，临床实践中，此法能够迅速排放高黏度、高压力、含有大量尿酸盐的血液，降低血管张力，改善毛细血管阻力，减少局部炎性刺激，还能有效抑制疼痛介质的释放，从而发挥外周镇痛作用。

以近部选穴为主，发于足趾者取太冲、太白、行间等；发于膝关节者取双膝眼、阳陵泉、血海等；发于踝关节者取解溪、三阴交、丘墟等。上海市普陀区中心医院周成功等取穴四缝、八风、八邪治疗急性痛风，以三棱针点刺，进针0.1～0.2寸，挤出穴中血液或淡黄色黏液，临床有效率为93.59%。

（二）火针围刺法

火针具有温经散寒、补益阳气、调和气血、畅通经络之功，在病变部位进行围刺并散刺数针。

青海省西宁市第一人民医院庞素芳采用火针点刺穴位放血治疗急性痛风性关节炎，主穴选用行间、太冲、内庭、陷谷、地五会等，配穴以阿是穴为主，治愈率为69.6%，总有效率为94.6%。

（三）穴位贴敷

常用药物以薏苡仁、酒大黄、苍术、怀牛膝、萆薢、胆南星各10g为基础方。湿热蕴结明显者，加土茯苓、地龙、忍冬藤。上药研末过筛，用蜂蜜调，贴敷风池、曲池、外关、三阴交、大椎、阿是穴。每晚临睡前贴敷。使用时要注意，如有皮肤过敏则停止敷贴。

三、发泡疗法

1. 湖北省利川市民族中医院曾胜等采用民间验方，取用金边龙舌兰，用切口汁涂擦病人红肿关节部位1～2次，患部发痒、发热，继而有小红色疱疹出现，后有淡黄色体液从疱疹处流出，12小时后，疱疹消退、结痂、红肿消退，疼痛基本缓解。

2. 辽宁省鞍山市岫岩县中医院夏灵清取干燥的祖师麻根皮切片200g，置于75%酒精1000ml中，密封，7天后滤出药液分装备用。根据病灶大小敷于患处。初有凉感，继有热感、痒感、灼刺感。敷药时间需4～6小时，约数10小时后患处可见红色皮疹或小水疱，经5～7天，水疱结痂脱落，无皮疹时疗效不明显，可再敷1次。

四、壮医刮痧排毒疗法

广西壮医医院牙廷艺用刮痧排毒疗法治疗急性痛风性关节炎，刮痧板配以广西壮族地区特产的生山茶油，以均匀力度由上到下、由轻到重、先中间后两边（脊柱及华佗夹脊穴）反复刮拭患者背部，以局部出现痧斑、痧疹或灼热感为度。刮痧后用碘伏溶液消毒痧斑点、痧疹点和阿是穴，以三棱针进行点刺，深达皮下，使之出血。最后以壮医特制的竹罐闪火法拔吸刺血部位，留置10～15分钟。以上操作5天1次，8次为1个疗程。1个疗程后，57例患者治愈22例，好转32例，有效率为94.7%。

五、汗腺排汗疗法

苏州大学天康松用汗腺排汗疗法治疗痛风性关节炎，研究证明此法可降低血清尿酸，且无痛苦、无副作用。方法如下：待急性发病症状控制后，先饮水1500ml，可承受的热水浸泡30分钟至出大汗（注意防虚脱），保暖休息15～30分钟，再饮水1500ml，心理平静状态下，再次以可承受的热水浸泡30分钟至出大汗（还需注意防虚脱），每天一次，每周3～5次为一疗程。

第二节 中医内治

一、辨证治疗

中医认为形成原发性痛风的主要原因在于先天性脾肾功能失调。脾之运化功能有所缺陷，则痰浊内生，肾司二便功能失调，则湿浊排泄缓慢量少，以致痰浊内聚，此时感受风寒湿热之邪、劳倦过度、七情所伤，或酗酒食伤，或关节外伤等，则加重并促使痰浊流注关节、肌肉、骨骼，气血运行不畅而形成痹痛，亦即痛风性关节炎。故此，痛风的病因，可分为内因、外因和诱因三个方面：内因主要是先天禀赋不足和正气亏虚。外因主要是感受风、寒、湿、热之邪，其病位初期表现在肢体、关节之经脉，继则侵蚀筋骨，内损脏腑。其实，本病在出现症状之前，即有先天肝肾不足和脾运失司，不可忽略。本病的性质是本虚标实，以肝肾亏虚，脾运失调为本，后及他脏，以风寒湿热、痰浊、瘀血闭阻经脉为标。

中华人民共和国中医药行业标准《中医病证诊断疗效标准》将痛风分为4型，即湿热蕴结型、痰浊阻滞型、瘀热阻滞型、肝肾亏虚型。

（一）湿热蕴结型

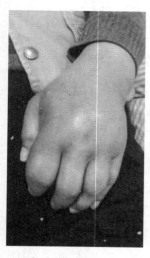

手部急性期痛风

主症：关节红肿热痛，发病急骤，病及一个或多个关节，多兼有发热、恶风、口渴、烦闷不安或头痛汗出，小便短黄，舌红，苔黄，脉弦滑数。

治法：清热通络，祛风除湿。

方药：四妙散加减。苍术10g，知母10g，黄柏10g，牛膝10g，土茯苓20g，山慈菇10g，虎杖15g，忍冬藤15g，制大黄10g，生石膏30g，甘草6g，桂枝10g。

加减：热盛者，选加忍冬藤、连翘、黄柏之类；阴津耗伤者，选加生地、玄参、麦冬之类；肿痛较甚者，选加乳香、没药、秦艽、络石藤、海桐皮、桑枝、地龙、全蝎之类；下肢痛甚者，可选加牛膝、木瓜、独活之类；上肢痛甚者，可选加羌活、威灵仙、姜黄之类。

（二）痰浊阻滞型

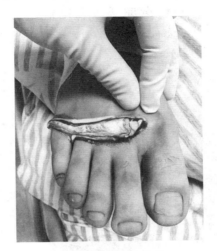

肉眼看到的尿酸盐

主症：关节肿痛，屈伸不利，或见皮下结节或痛风石。湿邪偏胜者，肢体关节重着，疼痛有定处，肌肤麻木不仁。寒邪偏胜则关节冷痛剧烈，痛有定处。舌苔薄白或白腻，脉弦紧或濡缓。

治法：化痰泄浊，除湿通络。

方药：涤痰汤加减。制半夏10g，制南星10g，陈皮6g，羌活10g，独活10g，苍术10g，桂枝10g，薏苡仁20g，土茯苓20g，制草乌6g，生姜6g，甘草6g。

加减：寒邪偏胜者，可选加温经散寒之品，如制草乌、制附子、细辛之类；湿邪偏胜者，可选加胜湿通络之品，如防己、萆薢、川木瓜之类。对皮下结节或痛风石可选加祛痰、化石通络之品，如天南星、金钱草、炮山甲之类。

（三）瘀热阻滞型

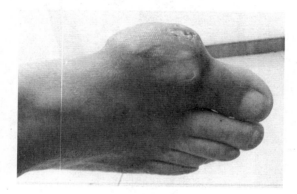

跖趾痛风石

主症：关节疼痛反复发作，日久不愈，时轻时重，或呈刺痛、固定不移，关节肿大甚至强直畸形，屈伸不利，皮下结节，或皮色紫黯，脉弦或沉涩，舌淡胖，苔白腻。

治法：活血化瘀，清热通络。

方药：凉血四物汤合桃红饮。桃仁10g，红花10g，当归10g，川芎15g，土茯苓20g，赤芍10g，甘草6g，威灵仙10g，制半夏10g，虎杖15g，忍冬藤15g。

加减：皮下结节，可选加南星、白芥子之类；关节疼痛较甚，可选加乳香、没药之类；关节肿甚者，适当选加防己、土茯苓、滑石之类；关节久痛不已，可加全蝎、乌梢蛇、炮甲；久病体虚，面色不华，神疲乏力，加党参、茯苓之类。

（四）肝肾亏虚型

主症：关节疼痛，反复发作，日久不愈，时轻时重或游走不定，甚或关节变形屈伸不利，腰膝酸痛或足跟疼痛，神疲乏力，心悸气短，面色少华，脉沉细弦，无力，舌淡，苔白。

治法：益肾化浊，通络止痛。

方药：独活寄生汤加减。独活10g，桑寄生15g，野木瓜10g，蚕沙10g，茯苓10g，白术10g，露蜂房10g，生黄芪15g，杜仲10g，牛膝10g，土茯苓20g，当归10g，川芎15g。

加减：冷痛较甚可选加制附子、制川乌、干姜之类；腰膝酸痛较明显，选加黄芪、鹿角霜、续断之类；关节重着，肌肤麻木者选加防己、薏苡仁、苍术、鸡血藤之类；皮下结节，可参上症，选加豁痰散结之品。

临床上各医家辨证分型方法虽有异，但不离其宗。王治世总结江苏省中医院金实教授治疗痛风性关节炎的经验，总结了四种治法：活血通络法、清热解毒法、祛风散邪法、利湿泄浊法，急性发作期常用清热凉血、祛风泄浊法，缓解期常用活血通络，利湿泄浊法。

二、常用中成药

1. 热痹消颗粒剂　江苏省中医院风湿科研制，治疗急慢性痛风性关节炎湿热蕴结证，有较好疗效。实验研究证实热痹消颗粒剂具有抗炎、镇痛、降低血尿酸水平等作用。

2. 痛风康合剂　江苏省中医院风湿科研制，每次40ml，每天3次，治疗原发性急性痛风性关节炎湿热蕴结证，能有效降低血尿酸、血沉、C反应蛋白的水平，且无明显毒副作用。

三、单方验方

（一）单方

1. 车前草　甘寒，无毒，有利水通淋的作用，《本经》谓其"止痛，利水道，小便，除湿痹"。药理分析：车前草在利水的同时，也能增加对尿素、氯化钠及尿酸的排泄，从而纠正嘌呤代谢紊乱，故长期服用，行之有效，因车前草质轻味薄易取，故可长期服用。

2. 生葛根 50～10g，水煎代茶饮，改善微循环，可预防痛风复发。

（二）验方

1. 芙蓉散 含鲜芙蓉花叶、苦参、黄柏、山豆根、地骨皮、萆薢等，研细末，调匀外敷患处（安徽名老中医汤琢成的经验方）。

2. 秦蚕汤 苍术、牛膝、连翘、半夏各10g，车前子30g，徐长卿、当归各15g，桂枝6g。湿毒型加白花蛇舌草30g、蒲公英15g；湿瘀型加丹参30g、赤芍15g；湿热型加竹茹、夏枯草各10g，浙贝母12g，水煎服，每日1剂。

四、注意饮食调理

胡晓斌等总结预防痛风的食疗经验单方，现选用如下：

（一）车前冬瓜

功用：利尿排酸，通淋下气，适用于痛风小便不利者。

配料：车前子20g，冬瓜100g，菜油、盐、酱油、姜、葱、味精适量。

制法：将车前子浸泡20分钟后捞起，冬瓜洗净切成小块备用，把铁锅烧红，入菜油烧至八成熟时，倒下冬瓜块煎炒红，至五成熟时，入车前子，并加适量水、盐和酱油煎煮熟，起锅时沥上姜葱末和味精即可。

服食：当膳食用，1次/天，每10～20天为一疗程。

（二）当归炒苦瓜

功用：通气活络，消肿止痛，适用于痛风肿痛的患者。

配料：当归20g、甘草10g、苦瓜100g、菜油、细盐、酱油、味精、姜、葱末适量。

制法：将当归、甘草和苦瓜洗净切成薄片，用温水浸泡20分钟，将菜油入铁锅内烧至八成熟时，倒下切好的当归、甘草和苦瓜，快速炒至五成熟时，加盐、酱油和生姜葱末，起锅时加味精即成。

服食：当膳食，吃苦瓜，1次/天，每10～20天为一疗程。

（三）苡仁新米粥

功用：清热利湿、通气通淋、健脾补肺。适用于痛风结石者。

配料：苡仁50g、新米50g。

制法：加水煎煮成稀粥即可。

服食：每日早晚服，每次1小碗，每2周为一疗程。

（四）独活山药汤

功用：活血散瘀，祛风止痛，补脾和胃。适用于痛风肿痛者。

配料：独活10g、山药100g、甘草10g，细盐、味精、姜末适量。

制法：加水煮成汤，起锅时入盐和佐料即成。

服食：当膳用，每日早晚服，每次1小碗，每2～3周为一疗程。

（五）车前冰梨

功用：清淋解毒，滋阴降火，利尿通便。适用于尿酸、血脂过高的痛风患者。

配料：车前子5g，大梨1个。

制法：车前子洗净，置碗内，和洗净的大梨入冰箱1天。

服食：大梨去皮，和车前子同服，每天早晚各一次，每10～30天为一疗程。

（六）黑豆木瓜茶

功用：解气活络，清热通淋，适用于痛风伴小便不利者。

配料：黑豆5g，木瓜10g，细盐适量。

制法：沸水冲泡10～30分钟即成。

服食：代茶饮，3次/天，每次1小碗，每2周为一疗程。

第三节 西 医 治 疗

一、急性期的治疗

卧床休息，抬高患肢，避免受累关节负重，冷敷。急性期的治疗药物主要有秋水仙碱、非甾体类抗炎药（NSAIDs）、糖皮质激素3类，它们都能有效地缓解症状，但不降低血尿酸水平。用药至炎症完全消退，过早停药或过早恢复体力活动常导致复发。

（一）秋水仙碱（colchicine）

妨碍粒细胞的活动，抑制粒细胞浸润，终止炎症发作，无降血尿酸作用，是治疗急性痛风性关节炎的特效药物。适用于肝、肾功能或骨髓功能正常，尤其是非甾体类抗炎药禁忌或不能耐受的患者。秋水仙碱的用法：常用口服初始剂量为1mg，随后以每小时0.5mg或每2小时1mg维持，直到症状缓解或出现严重胃肠反应时，最大耐受量不宜超过6mg/d，若用到最大剂量症状无明显改善时，应及时停药。其不良反应有恶心、呕吐、腹泻、腹痛、骨髓抑制、肝细胞坏死及神经系统毒性、精子减少、脱发等。为减少秋水仙碱的毒副作用，建议一般每天两至三次用药，每次0.5mg。

（二）非甾体抗炎药

其共同的作用机制为抑制花生四烯酸代谢中的环氧化酶（COX）活性，进而抑制前列腺素的合成而达到消炎镇痛的作用。常用的药物有吲哚美辛、布洛芬、COX-2选择性抑制剂塞来昔布等，此类药物的不良反应比秋水仙碱小，即使在发作开始后数天给药亦有效。最常见的不良反应是胃肠反应和肾脏损害。

（三）糖皮质激素

上述药物常规治疗无效，或不能用秋水仙碱和NSAIDs时，可考虑使用糖皮质激素治疗。该类药物起效快、缓解率高，但容易出现症状的"反跳"现象，故最好同时或接着应用维持量非甾体类抗炎药治疗1周。因长期使用可出现精神、食欲、体力低下及低血糖、低血压、低血钠等一系列病理状态，故糖皮质激素的使用一般不宜超过2周。

二、间歇期的治疗

间歇期旨在控制血尿酸在正常水平。降尿酸的药物有2类：促进尿酸排泄和抑制尿酸生成的药物。有下列情况应予考虑使用药物治疗：①如血清尿酸含量＞535.5μmol/L；②有痛风家族史；③24小时尿酸排泄量＞1000mg、有尿酸性肾结石或急性尿酸性肾病者。

（一）促尿酸排泄药物

作用机制是阻滞肾小管对尿酸的重吸收，增加肾脏对尿酸的排泄，从而降低血尿酸的水平。适用于血尿酸增高，肾功能尚好，每日尿酸排出不多的患者。常用的有：

1. 丙磺舒（provecid）　一般用量为1.0g，口服，每日3次，或用0.5g，口服，每日2次。此药不良反应较大，易发生过敏和恶心、呕吐等不良反应，6-磷酸葡萄糖脱氢酶缺陷者服用后可能会出现溶血性贫血。

2. 苯溴马隆（benzbromarone）　临床上在关节肿痛消退后服用，每次50mg，每天一次。服用促尿酸排泄药应是肾功能基本正常者，对尿尿酸排出减少型较佳。用药后要注意多饮水，每日需2000ml以上。主要副作用：胃肠道反应，皮疹，骨髓抑制等，对慢性心功能不全者慎用。

（二）抑制尿酸生成的药物

作用机制是抑制黄嘌呤醇转变为黄嘌呤和尿酸，从而有效降低血清尿酸，并且不受肾功能减退的影响。

1. 别嘌呤醇（allopurinal） 开始服用0.1g，口服，每日一次，一般服药后1~2天血清尿酸开始下降。如无不良反应，1周后可逐渐增加维持量0.1g，口服，每日三次。此药也有许多不良反应，如过敏反应（剥脱性皮炎）、骨髓抑制、对肝功能有损害、恶心、胃纳减退，长期应用可出现黄嘌呤结石，应用该药以小剂量为妥。目前仍推荐别嘌呤醇在间歇期、慢性期时应用，其理由为毒性反应是个别的，对肾脏损害小，因此是降低血尿酸的推荐药物。

2. 非布司他（Febuxostat） 为新一代黄嘌呤氧化酶抑制剂，临床上用于治疗尿酸过高症（痛风）。非布司他片的口服推荐剂量为40mg或80mg，每日一次。推荐非布司他片的起始剂量为40mg，每日一次。如果2周后，血尿酸水平仍不低于6mg/dl（约360μmol/L），建议剂量增至80mg，每日一次。给药时，无需考虑食物和抗酸剂的影响。本品禁用于正在接受硫唑嘌呤、巯嘌呤治疗的患者。

鉴于治疗痛风性关节炎的药物大多有轻重不同的不良反应，因此在用药期间，必须定期检验血、尿常规，肝、肾功能，以便及时调整用药剂量或改用他药。

使用降尿酸药物时宜注意：①不宜在急性

期使用；②一般在新近发作控制后3～5天开始使用；③开始必须用小剂量，达到疗效后应逐渐减量，降尿酸不宜过快，以免诱发急性关节炎；④用药期间尤其是用排尿酸药者需注意多饮水和碱化尿液；⑤忌用抑制尿酸排泄的药物；⑥检测血尿酸浓度和毒副作用，如肝肾损害、骨髓抑制、胃肠反应等；⑦血尿酸维持在理想目标，即297～357μmol/L。

三、痛风慢性期的治疗

本病的特征有血清尿酸水平持续升高；多数关节炎症持续存在，时有加重；常伴有肾功能损害、痛风结节和关节破坏、畸形及功能障碍等。本期患者在饮食治疗的基础上，应长期服用抑制尿酸生成（别嘌醇）药物，也可酌情采用或并用促进尿酸排泄（无肾功能损害及尿酸结石者）的药物，控制血清尿酸水平在5.0～5.5mg/dl。

四、痛风石的治疗

痛风石期可采用包括饮食调节、药物治疗等控制血尿酸浓度的治疗措施，避免过度劳累及外伤等诱因；对影响肢体活动、压迫神经或破溃后长期不愈的痛风石行手术切除治疗。

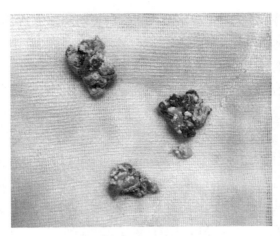

手术剥离出的痛风石

根据2012年美国风湿病学会痛风治疗指南内容，降尿酸治疗应使症状、体征得到有效、持续的改善，尿酸水平至少应降至 < 357 μmol/L（6mg/dl），一般应 < 297.5 μmol/L（5mg/dl），或者说对所有痛风患者降尿酸目标是血尿酸 < 357 μmol/L，但对于有痛风石的患者，应该降至297.5 μmol/L以下。

第四节 如何预防痛风的发生和发展

随着经济的发展，诸多因素的影响，高尿酸血症和痛风发病率增高已成为大家普遍关注的问题。在痛风的临床表现尚未出现前及早进行干预，能使部分高尿酸血症患者，尤其是早期患者的病情得到很好的控制。

对于无症状高尿酸血症患者，预防痛风发作以非药物治疗为主，主要包括饮食控制和戒酒，避免用使血尿酸升高的药物，如利尿剂、小剂量阿司匹林、复方降压片、吡嗪酰胺、硝苯地平和普萘洛尔等。饮食控制后，血尿酸仍高于9mg/dl时，可用降尿酸药物。对于已发生过急性痛风性关节炎的间歇期患者，应预防痛风再次发作，关键是通过饮食和药物治疗使血尿酸水平达标。此外，应注意避免剧烈运动或损伤，控制体重，多饮水，长期碱化尿液等。

一、饮 食 护 理

1. 低嘌呤饮食　给予低嘌呤饮食，食入嘌呤总量＜400mg/d。禁食含高嘌呤的食物：如动物内脏、鱼虾、牛羊肉类、豌豆等，应吃含嘌呤少的食物，如牛奶、鸡蛋、面包、黄瓜等，减少嘌呤进入体内，以降低血尿酸。

2. 低蛋白、低脂肪、低盐饮食　米面、谷类是主要食物，以保证热量。碳水化合物占总热量的60%；蛋白质占总热量的15%～20%；脂肪占总热量的25%以下，最好将体重控制在低于"理想体重"的10%～15%，因此要控制每日进食的总热量，饮食总量应比正常低10%，不可多吃零食，亦不可吃得过多、过饱。每日1杯牛奶，2个鸡蛋或瘦肉2两，即可满足身体对蛋白质的需要。脂肪量控制在50g左右，平素以植物油为主，少吃动物脂肪；钠盐摄入量不超过6g等。这些都可以减少尿酸的生成，减轻尿酸盐的沉淀，促使尿酸的排泄。

3. 禁酒，少饮咖啡、浓茶、可可类　乙醇代谢易使血乳酸浓度增高，抑制对尿酸的排泄。因此，必须严格戒酒，咖啡、茶、可可类也不宜太多、太浓。多食蔬菜、水果，多喝水，饮水量每天在2000~3000ml为宜，因为蔬菜、水果、饮水都有利于尿酸的排出，防止尿酸盐的形成和沉积。

二、运动护理

避免过度劳累、紧张，遵循合理的生活规律，穿舒适的鞋子，依个人的体力和病情进行低运动量的有氧运动；有痛风史的人，平时要注意行走时间不宜过长，不宜过于疲劳，避免剧烈的精神刺激，同时亦当减少其他内科疾病的发生和外科手术及打击等，也可减少痛风性关节炎的发作。

三、健康教育

生活应有规律，不要过度劳累，切忌受凉受

湿，控制饮食、避免创伤和精神紧张等诱发急性发作的因素。预防痛风发作，最好的办法就是定期检查血尿酸浓度（每3个月一次），通过控制饮食和服用药物把血尿酸维持在相对安全的水平。中老年人、脑力劳动者、贪酒嗜肉者、肥胖者、有痛风家族史的人，应定期到医院检查血尿酸，警惕痛风的发生。

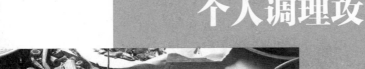

第三章

个人调理攻略

第一节　饮　食

痛风是由于体内嘌呤代谢紊乱使得血液中尿酸过多而引起的一种表现为关节炎反复急性发作的代谢性疾病。高尿酸血症是痛风的发病基础所在，人体内的尿酸是由于摄入食物中的嘌呤（蛋白质的中间代谢产物）代谢和体内自身代谢产生。由于尿酸能够沉积于关节、结缔组织和肾脏，故久病可以产生"痛风石"沉积，导致关节畸形和尿酸结石，甚至出现肾功能损害及心血管并发症。近年来，随着我国人民的生活水平逐渐提高，我国痛风患者的发病率逐年升高，故而通过科学合理的饮食干预来控制血液尿酸水平显得格外重要。

痛风患者常常会伴有肥胖、糖尿病、高血压病及高脂血症等情况，患者应遵守如下营养治疗原则：

一、保持理想体重

由于一个人的体表面积、肥胖程度和血液中的尿酸含量呈正比，因此超重或肥胖患者就应该减轻体重。对超重和肥胖的患者应该限制其总热量，在原有每日摄入总热量的基础上，减少10%～15%，使体重逐渐降至标准范围。不过，体重减轻是一个循序渐进的过程，不可操之过急，否则容易导致酮症或痛风急性发作。理想体重的估算公式见后述。

二、食用碳水化合物

碳水化合物可促进尿酸排出，因此在患者血糖控制良好的前提下，痛风患者可食用一些富含有碳水化合物的食物，如米饭、馒头及面食等。不过果糖可能会增加腺嘌呤核苷酸的分解而加速尿酸的生成，所以含糖饮料、蜂蜜、大量水果等果糖或果糖含量较高的食物应控制摄入量。

三、按体重摄入蛋白质

蛋白质可以根据其理想体重［理想体重＝（身高－105）kg］，按照比例来摄入。1kg体重应摄取0.8～1.0g的蛋白质，并以鸡蛋、牛奶为主，因其不仅含有优质蛋白质，且嘌呤含量极低。如果是瘦肉、鸡鸭肉类，则应该煮沸后去汤食肉，避免吃炖肉或卤肉。

四、减少脂肪摄入

痛风患者应减少摄入脂肪，因为脂肪可以阻碍肾脏对尿酸的排出。脂肪摄入量应控制在总热量的20%～25%。避免一些油炸、油腻食物，可选用一些含有脂肪量少的动物性食物，以及用油少的烹调方法如蒸、煮、炖、汆、卤等。

五、大量饮水

饮水是促使尿酸溶解和排泄最有效而简便的方法之一。饮用水可以选择淡茶水、白开水、矿泉水，不宜饮用浓咖啡、浓茶及汽水等。一般成年痛风患者每日可以饮用水2000～3000ml，排尿量最好能达到每日2000ml以上，促进尿酸的排出。还可以饮用一些富含维生素和矿物质的蔬菜果汁及豆乳。如果每日能洗个热水浴就更好了，因为热水浴也可以促进尿酸的排泄。

六、限　　盐

减少盐摄入量，食盐中的钠具有促进尿酸沉积的作用，因此痛风患者每天的盐摄入量应该严格限制在2～5g以内。

七、禁　　酒

禁酒或含有酒精的饮料。酒精容易使体内乳酸堆积，对尿酸排出有抑制作用，易诱发痛风。

八、清淡饮食

少用强烈刺激的调味品或香料。

九、低嘌呤饮食

严格限制嘌呤的摄入，每日应控制在150mg以下（正常为600～1000mg），完全禁用嘌呤极高的食物。嘌呤是细胞核中的一种成分，只要含有细胞的食物就含有嘌呤，动物性食物中嘌呤含量较多。痛风患者禁食动物内脏、骨髓、海鲜、发酵食物及豆制品等嘌呤含量较高的食物。

分组	嘌呤含量 （每100g食物）	食物举例
嘌呤含量极高	150～800mg	动物肝、脑、肾、牛肚、沙丁鱼、凤尾鱼、鱼子、胰脏、浓肉汤、肉精、黄豆、白带鱼、鲢鱼、白鲳鱼、小肠、酵母粉、小鱼干、牡蛎等
嘌呤含量较多	75～150mg	干豆类、干豌豆、扁豆、绿豆、黑豆、大比目鱼、鲈鱼、贝壳类水产、熏火腿、猪肉、牛肉、牛舌、小牛肉、野鸡、鸽子、鸭、鹌鹑、羊肉、鹅、兔、鹿肉、火鸡、鳗鱼、鳝鱼、淡肉汤、淡肝汤、淡鸡汤、鸡肉、肾、肚、豌豆、黑鲳鱼、草鱼、鲤鱼、虾等

续表

分组	嘌呤含量 （每100g食物）	食物举例
嘌呤含量较少	<75mg	芦笋、菜花、青豆、豌豆、菜豆、菠菜、麦片、青鱼、鲱鱼、鲑鱼、金枪鱼、白鱼、龙虾、鳝鱼、螃蟹、牡蛎、鸡、火腿、羊肉、淡牛肉汤、花生、麦麸面包、海藻、栗子、花豆、豆干、米糠、鱼丸、黑芝麻、红豆、茼蒿、花生、枸杞、杏仁等
嘌呤含量极少	<30mg	奶类、奶酪、蛋类、水果类、可可、咖啡、茶、海参、果汁饮料、豆浆、糖果、蜂蜜、精制谷类（富强粉、精磨稻米、玉米）、蔬菜（紫菜头、卷心菜、胡萝卜、芹菜、黄瓜、茄子、冬瓜、土豆、山芋、莴苣、葱头、白菜、南瓜）、果酱、瓜子、麦片等

十、补充维生素

注意补充维生素，特别是B族维生素及维生素C。

第二节 锻 炼

痛风患者中主要以中青年男性为多见，部分患者往往合并有超重（肥胖）、高血压、高血脂、高血糖或糖耐量异常，因此建议患者应该加强体育锻炼。但是对于一些中老年痛风患者，因其多有关节破坏，且短期高强度的锻炼也是痛风发作的诱因之一，因此痛风患者不宜进行剧烈的体育运动，应避免过多的运动和行走。

患者可以根据自己的身体状况，选择合适的体育锻炼项目，确定运动强度和时间，避免过度劳累和紧张。每个人的疾病程度及个人体质不同，运动量因人而异，以不疲劳为宜，剧烈运动反而会诱发痛风的急性发作。

一、急性期的锻炼

急性期患者由于患处疼痛难忍，应保证绝对卧床，抬高患肢，避免肢体负重，局部制动，直至关节症状缓解后72小时开始恢复活动。

二、慢性期的锻炼

慢性期患者需控制诱发因素，加强功能锻炼，避免过度疲劳。若运动后关节疼痛超过1~2小时，应暂停此项运动。经常改变姿势，使受累关节舒适。活动时尽量用大肌群，如能用肩负重就不用手提，交替完成轻、重不同的工作。若关节肿痛，尽量避免其活动。居住环境要干燥、通风、防潮湿、避寒冷。鼓励患者多到户外活动，呼吸新鲜空气。

患者可以选择游泳项目，因为游泳的过程中不需要关节受力，是全身肌肉的协调运动，而且有助于改善胰岛素抵抗；其次向患者推荐骑脚踏车运动项目，这项运动方式关节受力相对比较小，同样以肌肉受力为主；此外，还有快步走、慢跑、太极拳、太极剑、气功、广播操、乒乓球等，比较适合痛风患者。

相反，一些竞技性强、运动剧烈、消耗体力过多的运动项目，如快跑、足球、篮球、溜冰、滑雪、登山、长跑等运动项目，则均不适宜痛风患者。

三、锻炼时的注意事项

对于痛风关节炎患者，关节运动要注意不能过度，否则容易出现劳损；体育运动带来的创伤对痛风关节炎的治疗是非常不利的。在运动准备前，要选择一双穿起来舒适的运动鞋，以免引起足部的损伤；另外保持愉悦的情绪，增强机体抵抗力，也是避免痛风发作的一个预防措施。

第三节　控 制 体 重

研究发现，高尿酸血症和高甘油三酯血症与

体重、体质指数、腰髋围比（WHR）等呈正相关。长期摄入过多的动物脂肪、植物油、蛋白质和碳水化合物，过剩的营养会转化为脂肪储存起来，导致肥胖、高血脂和脂肪肝等慢性疾病。

尽可能使体重、血脂和血糖控制在正常范围内；消除体内脏器脂肪沉积；防止低血糖、酮症酸中毒、肝性脑病等急性并发症；防止或改善肝脏、心血管、肾脏等慢性并发症；尽可能保证重要营养物质的供给。主要方法是适宜的热量摄取〔标准体重 ×（20～25）kcal/d〕，合理分配三大营养素并兼顾其质量，适当补充维生素、矿物质及膳食纤维，戒酒和改变不良饮食习惯，食物宜多样化，减少盐及刺激性饮料摄入，烹调方式以蒸、煮、拌为主。

一、设定理想的目标体重

肥胖患者每日适宜的热量摄入应该既能保持患者的理想体重，也能满足日常工作及生活的需要。因此在确定饮食调养方案之前，应明确患者的理想体重，即标准体重。我国和日本等亚洲国家根据具体情况总结了一些标准体重的计算公式：

标准体重（kg）=身高（cm）-105，或〔身高（cm）-100〕×0.9；

身高160cm以下的标准体重（kg）=身

高（cm）-100;

对于2~12岁儿童可采用（年龄×2+8）作为标准体重。

人体的理想体重判断是以肥胖度〔（实际体重-标准体重）/标准体重×100%〕为依据。肥胖度为±10%属于正常范围，此时机体对胰岛素的敏感性最高，肥胖度<-10%为消瘦，>10%为超重。当肥胖度>20%时，即肥胖时胰岛素的敏感性将明显下降。

据此，肥胖患者适宜的目标体重应以肥胖度的0~10%为理想。当然，对于病人来说，最好是能以改善高尿酸血症伴随的血脂、血糖、胰岛素抵抗等效果作为评估参考指标，进行恰当的设定。

二、严格控制热能摄入

热能的来源为食物中的蛋白质、脂肪和碳水化合物，需要量与年龄、性别和劳动强度有关。过高的热量摄入可使患者体重增加、脂肪合成增多，从而加速肝细胞脂肪变性。临床研究表明，能源食物的摄入量比起种类更能影响患者的体重和餐后胰岛素最佳分泌量。

因此，合理控制每日热量摄入是控制体重的首要原则，肥胖患者适当的一日能量摄入应满足社会生活需要，重要的是不能超过这个量。

以轻体力劳动或脑力劳动的中老年患者为例：

标准体重者每日125.5千焦耳（kJ）/kg（30kcal/kg）；

超重者104.6～83.7kJ/kg（25～20kcal/kg）；

体重消瘦者146.4kJ/kg（35kcal/kg）。

年轻人和中等以上劳动者热量应随之增加。应该注意的是，无论是肥胖还是消瘦者，热量需要均按标准体重来计算。

三、合理分配三大营养素的比例

肥胖患者的营养治疗就是要控制饮食，首先要计算每日所需的热量，再根据不同的食物所含的热量的多少，合理分配蛋白质、脂肪和碳水化合物的比例。在总热能一定的前提下，给予肥胖患者适量蛋白质、低脂肪、一定碳水化合物的饮食。

（一）适量蛋白质摄入量

健康成人每日需要蛋白质1.0～1.2g/kg，占总热量的10%～15%。痛风患者标准体重时可按0.8～1.0g/kg供给，全天在40～65g。动物蛋白可选用牛奶、鸡蛋。因牛奶、鸡蛋无细胞结构、不含有核蛋白，可在蛋白质供给量允许范围内选用。尽量不用肉类、禽类、鱼类等，如一定用，可将瘦肉、禽肉等少量，经煮沸弃汤后食用；每日肉类应限制在100g以内。

（二）适量的脂肪摄入

脂肪是机体主要的热量来源，并且脂肪具有独特的风味，可增进食欲，故高脂肪因素与热量过剩导致肥胖的关系十分密切。此外，膳食脂肪过多可减少尿酸的正常排泄，为此，痛风患者需要限制膳食脂肪的摄入。然而，脂溶性维生素、细胞代谢、激素功效以及机体的防御功能均与脂肪的摄取、吸收有密切关系。因此，脂肪占总能量应＜30%，其中饱和、单不饱和、多不饱和脂肪酸比例约为1：1：1，全日脂肪包括食物中的脂肪和烹调油在50g以内。

健康成人脂肪摄入量约占总热能的30%，其中饱和脂肪酸、单不饱和脂肪酸、多不饱和脂肪酸各占1/3，三类脂肪酸在食物中的正常比例（1：1：1）对于健康十分重要。

富含饱和脂肪酸的食物有猪油、牛油、羊油、黄油、奶油等；

单不饱和脂肪酸的食物有橄榄油、菜籽油和茶油；

多不饱和脂肪酸的食物有豆油、花生油、芝麻油、鱼油等。

饮食中饱和脂肪酸过多可诱发肥胖、脂质代谢异常、动脉粥样硬化和高血压，过多摄入多不饱和脂肪酸则易引起脂肪肝、胆石症，并促进乳腺癌和结肠癌的发生。研究认为高单不饱和脂肪酸饮食比高碳水化合物饮食改善糖、脂肪代谢的效果更好。

因此，痛风肥胖患者应以低脂饮食为宜，每日脂肪摄入量不应大于0.6g/kg，尽可能多摄取单不饱和脂肪酸，极力限制饱和脂肪酸的摄取量。

胆固醇摄入量应限制在300mg/d以内，高胆固醇血症者则限制在150mg/d以内。自然界中的胆固醇主要存在于动物性食品中。畜肉胆固醇含量一般高于禽类，肥肉高于瘦肉，贝壳类、软体类高于一般鱼类，而脑髓、蛋黄、鱼子等动物内脏胆固醇含量最高。鸡蛋所含的蛋白质在成人食物蛋白质中生物价值最高，但其蛋黄部分富含胆固醇，平均每个鸡蛋含胆固醇250～300mg，因此高胆固醇血症患者每周鸡蛋不宜超过3～4个。

（三）适量糖类饮食

限制单糖和双糖的摄入：糖的主要来源为米、面等主食。健康成人每日需要糖类4～6g/kg体重，占总热量的60%～70%。流行病学研究表明，高碳水化合物特别是高蔗糖饮食易造成龋齿、肥胖、高脂血症和脂肪肝，其原因为碳水化合物摄入过多可增加胰岛素分泌，促使过量摄入的糖转化为脂肪。

肥胖患者应摄入低碳水化合物饮食，但是过分限制碳水化合物可使机体对胰岛素的敏感性降低，并且容易诱发低血糖和酮症，事实上许多患者为了减肥而过分节食，导致主食中碳水化合物的量不是太多而是太少，容易诱发低血糖或酮症等急症。肥胖患者应禁止富含单糖和双糖的食品，如高果糖糕点或饮料、冰淇淋、干枣和糖果等，以降低血脂和促进肝内脂肪消退。甜叶菊的叶和茎含丰富的甜叶菊苷，甜度约为蔗糖的300倍，无毒、低热能，可作为肥胖患者天然食品添加剂，以防治肥胖、龋齿和糖尿病等慢性疾病。

（四）增加膳食纤维摄入量

膳食纤维有可溶性和不可溶性两大类，前者包括果胶、半纤维素 B、半乳糖和藻酸钠等，后者包括纤维素、木质素、原果胶、藻酸钙、壳质等。纤维素类物质在一般蔬菜中含量约为20%～60%，在水果和谷类中含10%左右。饮食中增加高膳食纤维素（特别是水溶性纤维素）可减慢胃排空时间、延缓肠道糖类吸收、促使胆汁酸盐和粪便中细菌产生的氮质结合与排泄，故有利于减轻肥胖患者餐后血糖升高、改善葡萄糖耐量、降低血脂含量，防止便秘、减少动脉粥样硬化和结肠癌的发生率，同时可以增加饱腹感，使肥胖患者能够耐受早期严格的饮食管理。

因此，体重超标的患者膳食纤维可从 20～25g/d 增至 40～60g/d。但如果饮食中膳食纤维含量过量，也会刺激肠道过度运动而影响营养素吸收，长期过高纤维膳食可导致机体维生素和无机盐缺乏，并增加胃癌的发生率。因此，肥胖患者每日摄入膳食纤维素的量应与其消化能力相适应。

富含可溶性膳食纤维的食品有玉米麸、粗麦粉、糙米、硬果、香菇、木耳、鸭梨、魔芋等。

（五）充足维生素和矿物质的摄入

应供给充足的 B 族维生素和维生素 C。多供给蔬菜、水果等富含多种维生素食物，每日供给蔬菜 1000g，水果 4～5 个；当体内为偏碱性环境时，能够提高尿酸盐溶解度，利于尿酸的排出。蔬菜、水果富含维生素 C，能促进组织内尿酸盐溶解。痛风患者多见合并高血压病及高脂血症等慢性疾病，应严格限制每日钠盐摄入量，通常每日可摄入 2～5g。

痛风患者应多进食富含各种维生素的食物，如新鲜蔬菜和水果。但应注意某些水果富含单糖和双糖，约占 6%～20%，进食过多可导致热量过剩；营养过剩性肥胖患者水果不宜多吃，尽量可以选择在餐前或两餐之间饥饿时进食，并将所食水果的热量列入每日总热量之内，以减少主餐进食量。

营养过剩性肥胖患者首选香瓜、西瓜、樱桃、生梨、山楂、柠檬等含糖量低的水果；苹果、香蕉、红果、橘子含糖量中等，不可多吃；干枣、柿饼、蜜饯等含糖量高的食物尽可能不吃，必要时可以选择萝卜、西红柿、黄瓜等代替水果。苹果可以降低血液胆固醇水平，减少冠心病的病死率，因而对高脂血症痛风患者有保健作用，故可适量摄入。

（六）充足的水分

饮水与健康的关系密切，饮水不足，不但易患病，也易衰老。对于肥胖性痛风患者而言，每日摄入充足的水分有助于肾脏功能的正常代谢及体重减轻。一般成人每日需饮水2000ml，老年人1500ml左右。肥胖者因体内水分比正常人少15%～20%，故每日需饮水2200～2700ml，平均每3小时摄入300～500ml。不要一次饮水过多，以免给消化道和肾脏造成负担。饮用水的最佳选择是白开水、矿泉水、净化水及清淡的绿茶、菊花茶等，切不能以各种饮料、牛奶等代替饮水。肥胖患者饭前20分钟饮水，使胃有一定的饱腹感，可降低食欲、减少进食量，有助于减肥。而睡前适量饮水即可防止夜间血液黏滞度过高、减少心脑卒中的发生。

（七）坚持合理的饮食制度

肥胖患者应改变不良的饮食习惯，实行有规律的一日三餐或少量多餐。摄食过量、吃零食、夜食、偏食及过分追求重口味高热量和调味浓的食物会引起体内脂肪过度堆积，因而应避免。饮食方式不规律，如经常不吃早餐，或三餐饥饱不规律均会扰乱正常代谢状态，为肥胖、脂肪肝等慢性病的发生提供条件。有研究表明，尽管一天的能量摄取相同，固定于晚间过多进食的方式比有规律的分三次进食更容易发胖。此外，进食速度过快可导致饱腹感消失，成为肥胖症的发病促进因素。酗酒可引起并加重内脏脂肪浸润。因此，对于肥胖患者在调整饮食的同时，应联合使用行为纠正疗法以改变不良的饮食习惯。

第四节　药　　膳

根据中医辨证，参照《中医病证诊断疗效标准》，将痛风分为4个证型，即湿热蕴结证、瘀热阻滞证、痰浊阻滞证及肝肾亏虚证，所以食疗方应根据患者辨证类型选择。

一、湿热蕴结型

下肢小关节猝然红肿热痛、拒按，触之局部灼热，得凉则舒。伴发热口渴，心烦不安，溲黄。舌红，苔黄腻，脉滑数。

1. 食疗原则　清热化湿、宣痹止痛。

2. 食疗处方

（1）苍术薏苡仁粥

【原料】苍术（米泔浸炒）10g，薏苡仁60g，川牛膝10g，生石膏30g。

【烹制方法】将全部用料洗净，放进瓦锅内，加清水适量，文火煮2～3小时成粥，即可食用。

【食用方法】每日1次，随量食用。

（2）秦艽煲瘦肉

【原料】秦艽30g，猪瘦肉50g。

【烹制方法】将猪瘦肉洗干净、切块，与洗净的药材共入煲内，加适量水，文火煲至肉烂即可食用。

【食用方法】喝汤食肉，随量服食。

（3）薏苡仁丝瓜粥

【原料】薏苡仁150g，薄荷15g，豆豉50g，丝瓜100g。

【烹制方法】将丝瓜去皮洗净后切成块，薄荷、豆豉择洗净，放入锅内，加水1500ml，沸后用文火煎约10分钟，滤汁去渣。薏苡仁洗净后，与丝瓜一同倒入锅内，注入药汁，置火上煮至薏苡仁酥烂，将全部用料洗净，放进瓦锅内，加清水适量，文火煮2～3小时成粥，食时可酌情加糖或盐调味。

【食用方法】每日1次，随量食用。

（4）苡仁木瓜粥

【原料】薏苡仁60g，木瓜10g，粳米50g，赤芍20g。

【烹制方法】洗净同煮成粥。

【食用方法】每日1次，随量食用。

【饮食护理要点】饮食宜清淡，易消化，多食新鲜蔬菜水果，鼓励多饮水，不少于1500ml/d，禁食动物内脏、骨髓、海鲜，禁烟酒及辛辣、甘、厚味等食物。

二、瘀热阻滞型

关节红肿刺痛，局部肿胀变形，屈伸不利，肌肤色紫暗，按之稍硬，病灶周围或有块瘰硬结，肌肤干燥，皮色暗黧。舌质紫暗或有瘀斑，苔薄黄，脉细涩或沉弦。

1. 食疗原则　通络止痛，祛风止痛。

2. 食疗处方

（1）黄花菜汤

【原料】鲜黄花根30g，黄酒适量。

【烹制方法】鲜黄花根洗净，水煎后去渣，冲入黄酒。

【食用方法】温服。

（2）爬墙虎煎水

【原料】爬墙虎90g，黄酒适量。

【食用方法】爬墙虎水煎，每日1剂，2煎，分3次服用，每次10ml黄酒作引内服。

（3）胡萝卜粥

【原料】胡萝卜350g，粳米100g。

【烹制方法】将胡萝卜洗净切碎，加粳米和水煮粥。

【食用方法】每日1次，随量食用。

三、痰浊阻滞型

关节肿胀，甚则关节周围漫肿，局部酸麻疼痛，或见"块瘰"硬结不红。伴有目眩，面浮足肿，胸脘痞闷。舌胖质黯，苔白腻，脉缓或弦滑。

1. 食疗原则　化痰除湿，舒筋通络。

2. 食疗处方

（1）木瓜陈皮粥

【原料】木瓜、陈皮、丝瓜络、川贝母各5g，粳米50g。

【烹制方法】将以上原料洗净，木瓜、陈皮、丝瓜络先煎、去渣取汁，加入粳米、川贝母（切碎）煮至米烂粥稠，加冰糖适量即成。

【食用方法】佐餐食用，随量服食。

（2）薏米干姜粥

【原料】薏米仁150g，干姜9g，白糖3g。

【烹制方法】将薏米仁、干姜加水煮烂成粥，加入白糖搅匀，煮沸即成。

【食用方法】每日1次，随量食用。

（3）橘皮饮

【原料】橘皮（干、鲜均可）10~15g，杏仁10g，老丝瓜络10g。

【烹制方法】将以上原料洗净，放入锅中，加适量水，共煮15分钟，澄清后加少许白糖即可饮用。

【食用方法】代茶频饮，四季常服。

【饮食护理要点】饮食宜清淡、易消化，多食牛奶、鸡蛋、水果、梨；忌食动物内脏、鸡肉、海腥、香菇、豆类等高嘌呤食物，禁烟酒、咖啡。

四、肝肾亏虚型

病久屡发，关节痛如被杖，局部关节变形，昼轻夜重，肌肤麻木不仁，步履艰难，筋脉拘急，屈伸不利，头晕耳鸣，颧红口干。舌红少苔，脉弦细或细数。

1. **食疗原则**　补益肝肾，舒经通络。

2. **食疗处方**

（1）菟丝子羊脊骨汤

【原料】羊脊骨（连尾）1根，肉苁蓉25g，菟丝子18g，调味料适量。

【烹制方法】将菟丝子酒浸3天，晒干，倒末，肉苁蓉酒浸1宿，羊脊骨洗净、斩块，将肉苁蓉、羊脊骨放入锅中，加清水适量，文火煮2～3小时，调入菟丝子末，调味即可。

【食用方法】空腹随量饮用。

（2）巴戟牛膝煎

【原料】巴戟天12g，怀牛膝12g，调味料少许。

【烹制方法】将巴戟天、牛膝洗净，一同放入锅中，加清水3碗，煎至大半碗，加调味料即可服用。

【使用方法】每日1次，温热服用。

【饮食护理要点】饮食宜清淡，如白菜、红枣、枸杞、牛奶、苹果；食用维生素的食物及水果，忌食动物内脏、鸡肉；杜绝饮酒及辛辣食物。

（3）芝麻粥

【原料】芝麻50g，糯米100g，山药30g，肉苁蓉10g。

【烹制方法】将四味食物洗净后放入锅中煮粥。

【食用方法】分次服用。

（4）桂花栗子粥

【原料】板栗50g，糯米50g，桂花10g。

【烹制方法】将栗子洗净，加水煮熟，去壳压成泥；糯米淘洗净；将糯米放入锅中，加水适量，小火煮熟成粥，加入栗泥、白糖烧煮，撒上糖和桂花即可。

【食用方法】佐餐食用，随量服食。

第五节　误　　区

对于痛风这种疾病，预防重于治疗，关键在于科学合适的饮食调理以及健康规律的生活方式。预防痛风发作，首先要做到节制饮食，严格戒烟、戒酒，防止体重超标；其次是要做到避免过度劳累、紧张、受寒及关节损伤等诱发因素。如今，痛风的发病率逐年升高，但是人们对于痛风仍然处于一知半解的程度，在对于痛风的认识和防治上还存在着很多误区。

一、不能吃肉，可以吃豆制品

众所周知，痛风患者要低脂饮食，要少吃肉。而豆制品因其含有丰富的蛋白质且不含有胆固醇，而深受人们的喜爱，常常出现在肥胖、高脂血症、高血压病等患者的菜谱中，那么豆制品是否也同样适用于痛风患者呢？

建议：其实豆制品中的蛋白质多与核酸结合成核蛋白，其中核酸分解为嘌呤，继而分解为尿酸，容易诱发痛风发作和加重痛风病情。此外，与动物蛋白相比，豆类的非必需氨基酸含量比较高，其代谢废物含量较动物蛋白更高，大量食用豆制品会加重肾脏负担。因此，在痛风急性期间，豆制品和干豆类食物是绝对禁忌的，缓解期豆制品也是要适量或少量食用。

二、多吃豆制品有利于预防和控制痛风

豆制品含有丰富的优质蛋白质、钙及大量植物化学物，以及丰富的不饱和脂肪酸，这些显著的优点有助于改善患者代谢综合征，减轻炎症反应，预防和控制痛风发作。国内外专家研究发现，食用豆制品对痛风患者具有一定保护作用，但美中不足的是，与粗粮一样，豆制品为中等嘌呤含量食物，食用过多会引起尿酸升高。

建议：痛风患者选择豆类及豆制品的顺序为：豆腐→豆干→豆浆→整粒豆，摄入量也应该按照顺序逐渐减少直至不吃。对豆制品非常敏感的痛风患

者，则应少吃或不吃。

三、痛风患者不可以饮茶

按照传统观点，茶叶中含有名为"茶叶碱"的嘌呤类生物碱，分解后会转化为尿酸，因此人们普遍认为痛风患者饮茶是禁忌。然而，茶叶碱在人体内代谢生成甲基尿酸盐，其分子结构不同于会沉积形成痛风石的尿酸盐，所以认为禁止饮茶尚缺乏充分的科学依据。茶水是呈弱碱性的，适量饮用有助于碱化尿液、促进尿酸排泄，对病情缓解有利。但是浓茶所引起的血管兴奋收缩对痛风患者不利，因此饮茶应以适量淡茶为宜。

建议：痛风患者可适量饮茶，但不要过量和饮用浓茶，特别是不宜在痛风发作时饮用。此外，中药茶饮中有很多品种对于痛风患者是有益的，如车前草、金钱草、猫须草等，有助于降低血尿酸水平，可以预防痛风发作。

四、痛风缓解期仍然要严格限制嘌呤含量高的食物

过于严格限制嘌呤的摄入，容易引起"二次痛风"。"二次痛风"是指当过于控制嘌呤摄入时，造成体内尿酸迅速下降，使得 A 关节滑膜上的尿酸盐

大量被释放到血液中，随血液涌入关节B中，引发又一次痛风。这可能也是有的痛风患者再次痛风发作时，其尿酸水平并不高的原因。还有，痛风患者在痛风发作时，会严格控制饮食，不但嘌呤摄入明显减少，蛋白质摄入也不足。长期如此，也可能造成营养不良。

建议：在痛风缓解期，在控制尿酸合理水平的基础上，可以少量摄入含嘌呤的食物。

五、拉面里面肉少，可以多吃

一般拉面里含有较多的蔬菜，而肉却不多，看似非常符合痛风患者的饮食原则，然而痛风患者还是少吃拉面为妙。这是因为在拉面制作过程中，面和汤是分开制作的，为了使面条劲道有嚼劲，在面条的制作过程中放入了许多配料、盐和油。如果大量食用拉面，摄入的油和盐会大幅升高，对身体健康不利。而面汤多是由长时间熬煮肉类而成，含有大量的胶质、脂肪和嘌呤物质，痛风患者饮用后很容易引发痛风发作。此外，骨汤拉面的热量、脂肪均较高，过量食用也会引起热量摄入过高而引起肥胖和高脂血症。

建议：痛风患者减少食用拉面，或者在食用时，可以吃里面的肉和面条，不喝汤。

六、减少热量摄入，可以控制痛风

肥胖是痛风发作的危险因素，减肥不仅可以减轻患者负担，还能够减少痛风发作的概率，改善预后。但是，如果痛风患者过分控制饮食，热量摄入太少，人体就不得不分解体内储备的脂肪，从而会产生更多的酮体，抑制尿酸的排泄，使血尿酸水平增加，更容易诱发痛风的急性发作。

建议：单独控制饮食很难达到很好的减肥效果，因此，与其单纯节食减肥，还不如遵守合理健康的饮食原则，同时结合运动锻炼，最终达到理想状态。

七、吃参类，可以减轻痛风

许多痛风患者在食用了参类补品后，痛风症状不但没有减轻，反而加重。可见，痛风患者参类的服用要先辨证，如果患者不能确认自己的证型，应当在中医师或营养师的指导下选择合适的参类服用。

建议：人参和党参补中益气，用法类似，适合劳伤虚损、脾胃虚弱、气血两亏的虚证患者，对于自觉乏力、身体虚弱的缓解期患者非常适用。实证患者若是误服人参反而会使病情加重，"上火"的患者更应忌食人参、红参等补品。

西洋参性平，益肺阴，清肺火，痛风患者也应根据自身病情或在医生及营养师的指导下服用。

丹参具有很好的活血化瘀功效，痛风性关节炎患者局部皮肤较暗，里面可能有瘀血。因此，丹参在痛风缓解期很适合患者服用。

八、荤菜含嘌呤高，痛风患者最好只吃素食

荤菜是人体蛋白质的主要来源，荤菜摄入过少，会导致蛋白质摄入不足和机体抵抗力下降。纠正长期以来形成的嘌呤代谢紊乱，不是几日素食就能改变的。临床研究发现，尿酸正常的痛风患者营养不良发生率非常高，高于尿酸偏高的痛风患者，这可能就是"矫枉过正"的结果。

建议：摄入蛋白质要符合三个原则：①均衡搭配原则，即动植物食物、多种食物搭配；②不过多原则，蛋白质摄入推荐量应占总能量的11%～15%；③不过少原则，即使痛风发作期也要保证每日最低蛋白质需要量的供给。

九、痛风患者一律禁食海产品

海产品包括动物性海产品和植物性海产品。海产品是否适宜痛风患者食用，主要取决于嘌呤含

量。如同样是动物性海产品的海蜇和海参，其嘌呤含量分别只有9.3mg/100g和4.2mg/100g，比青菜还要低。所以，痛风患者是完全可以食用这些嘌呤含量低的海产品。海藻属于较低嘌呤食物，且为优质碱性食物，痛风患者适当食用对改善心脑血管疾病症状也有好处。

建议：海产品不应一律禁食，可选择食用嘌呤含量较低的海产品。

十、痛风患者最好多食用粗粮

粗粮富含膳食纤维，有助于减肥、减轻胰岛素抵抗、降低血脂等作用。多数痛风患者伴有代谢综合征，食用膳食纤维可以改善代谢综合征，进而改善痛风的整体代谢情况。但是谷物糙皮中的嘌呤含量相对较高，过多摄入会引起血尿酸升高。

建议：主食应以细粮为主，可选择性地摄入嘌呤含量低的粗粮，如小米和玉米等。单纯的痛风患者，粗粮摄入量为每人每日50g；伴有代谢综合征的痛风患者，粗粮摄入量则可适当多一些；对粗粮非常敏感的痛风患者，则要少吃或不吃。

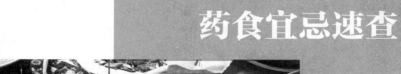

第四章
药食宜忌速查

第一节 中药的副作用

一、口服类中药

（一）中药单方

单方，是指药味简单，便于应用的专治药方。主要可以根据药物的药性和药效选择，或者是根据现代药理作用进行选择。

1. 根据药效和药性选择

（1）祛风湿剂：忍冬藤、桑枝、青风藤等也可作为单方酌情使用，主要用于属于风湿热痹者，可见关节疼痛，局部灼热红肿，得冷则舒，关节屈伸不利。

（2）清热剂：生石膏、知母等可以作为单方酌情选用，主要用于痛风关节炎属风湿热痹，见关节疼痛，局部灼热红肿，得冷则舒，关节屈伸不利，多兼发热心烦。

（3）祛湿剂：萆薢、苍术、木瓜、泽兰、泽泻、车前子、薏苡仁等可以作为单方酌情选用，主要用于属湿浊瘀阻，见关节疼痛反复发作，局部疼痛，关节僵硬者。

（4）补益剂：桑寄生、怀牛膝、杜仲、川断可作为单方酌情使用，主要用于痛风性关节炎病变属肝肾两虚，痛风日久，关节畸形者。

2. 可根据中药现代药理进行选择

（1）具有碱化尿液和促进尿酸结石溶解作用：青皮、陈皮、金钱草、威灵仙、秦艽等。

（2）具有降低血尿酸作用的中药：川萆薢、土茯苓、蚕沙、虎杖等；具有抑制尿酸合成作用的中药：泽兰、桃仁、当归、牡蛎等；具有增加尿酸排泄作用的中药：秦皮、仙灵脾、土茯苓、豨莶草、车前子、山慈菇、薏苡仁、泽泻等。

（3）具有抗痛风作用的中药：山慈菇具有秋水仙碱成分，能够有效缓解痛风的发作。另外，黄芪、丹参、木瓜、川牛膝、白芍、甘草等具有抗炎镇痛作用。

（二）中药复方

复方是由多味药物或多个方剂组成的中药方剂。选择中药方剂，讲究的是理法方药，是体现中医辨证论治的过程。痛风属于中医的"痹证"及"历节病"范畴。主要根据证型和病变阶段选择中药复方。

1. 湿热型　症见关节剧痛，局部灼热红肿，活动困难，动则痛甚，口渴尿黄、舌红、苔黄腻，脉弦数或滑数。治拟清热利湿，通络止痛。方选四妙勇安汤合三妙丸加味。

2. **寒湿型** 症见关节疼痛沉重，局部黯红，不热，屈伸不利，口淡无味，舌淡苔白腻，脉弦缓或弦紧。治拟散寒除湿，通络止痛。方选羌活胜湿汤加减。

3. **痰瘀互阻型** 症见关节肿大，畸形僵硬，关节活动受限，局部结节质硬顽固疼痛，可伴肌肤甲错，舌暗，苔腻，脉沉涩。治拟消痰软坚，破结开瘀。可选用软坚散结之药如海藻、昆布、三棱、莪术等。

4. **肝肾亏虚型** 症见反复发作，肢体关节疼痛，麻木僵硬变形，伴头昏、眼花、耳鸣、腰膝酸软，舌淡红，苔薄白，脉细弱。治拟祛风湿、补肝肾、活血通络。方选独活寄生汤加减。

中药含有多种活性成分，其中的有毒活性成分容易引起不良反应，甚至毒性损害，如雷公藤、麻黄等所含的生物碱，主要损害神经系统，表现为眩晕、头痛、惊厥、抽搐、呼吸抑制等。关木通、马兜铃、厚朴、防己、泽泻、柴胡、雷公藤、益母草、苍耳子、山慈菇、补骨脂、草乌头、千年健、钩藤、蜈蚣，及含砷、铅、汞的矿物药长期或过量服用，易导致肾损害，出现少尿、血尿、蛋白尿、水肿等，严重者可导致肾衰竭。半夏、桑寄生、山慈菇、苦楝子、黄药子、雷公藤可导致肝功能异常，甚者发生中毒性肝炎。因此，在临床应用时一定要谨慎，严格掌握用法用量禁忌，并根据患者的病情、年龄、体质、疾病、性质及孕妇等个体差异调整药物用量。

（三）中成药

1. 热痹消颗粒　是江苏省中医院院内制剂，其由萆薢、黄柏、土茯苓、秦皮、泽泻、制大黄、虎杖、怀牛膝、桂枝组成。服用后可出现轻度上腹部不适，食欲减退，部分患者可见大便次数增多，但其中未见严重腹泻及不适。

2. 痛风舒颗粒　由秦皮、威灵仙、川芎、当归四味中药组成。极少数在服用后可能会出现消化道症状，如恶心、胃部不适等。

（四）外治法

中药外治也应与内服一样辨证用药，选择合适的方药。各种外治方法也可交替使用，提高疗效。

1. 擦药　包括酒剂、油膏、油剂及喷剂。外用药与热敷结合为热敷药。熏蒸药是将药物加水煮沸，产生蒸汽，熏蒸病变部位，或先蒸后熏洗。

2. 膏药　最为常用，品种较多，比较常用的有麝香追风膏等。膏药可以单独治病，也可以配合其他药物一起应用。

使用外用药需注意防止药物过敏。若用药处皮肤瘙痒、出红疹等，应立即停用，彻底清洗用药处皮肤，并做抗过敏治疗。有的外用药含麝香之类的药物，孕妇不宜使用。另外，膏药黏性大，撕扯时可能损伤皮肤。有些外用药物刺激性大，也可损伤皮肤，此时应停用中药外治。热敷熏蒸治疗时应防止皮肤烫伤。

第二节　西药的副作用

一、镇痛类药物

（一）秋水仙碱

秋水仙碱是痛风发作时的常用药，能迅速终止急性发作。但其既无降低血尿酸的作用，也不能促进尿酸的排泄，只能在急性发作时控制症状。秋水仙碱不良反应较多，所以不宜长期服用。其临床使用剂量与中毒剂量十分接近，因此必须在医生指导下使用。

1. 消化道反应　是最常见的不良反应。常见症状有恶心、呕吐、食欲缺乏、腹泻及腹部不适，其发生概率高达50%以上，多在服药后2～12小时之内出现，严重者可出现肠麻痹。不良反应一旦出现，应立即停药。

2. 骨髓毒性反应 主要是对骨髓的造血功能有抑制作用，导致白细胞减少或血小板减少、再生障碍性贫血等。

3. 肝损害 造成肝功能异常，严重者可发生黄疸。

4. 肾损害 可出现蛋白尿现象，一般不会引起肾衰竭。基于以上两点，老年人及肝肾功能有潜在损害者应减少剂量，肝肾功能不全者禁用。服药期间应检测肝肾功能。

5. 影响维生素的吸收 主要是影响维生素B_{12}的吸收，导致维生素B_{12}的缺乏，停药后可恢复正常。

6. 抑制细胞分裂 主要出现在静脉注射秋水仙碱时发生，对全身细胞的有丝分裂具有抑制作用，不良反应明显。由于静脉注射秋水仙碱药物刺激性大，漏于血管外可引起局部组织坏死，尽量不用。

7. 其他 包括脱发、精神抑郁、皮肤过敏、肌无力、心悸等，女性可有痛经或者闭经，孕妇服用可导致胎儿畸形，男性服用则精子减少或消失，因此，服药男女必须在停药数月后方可妊娠。此外，诱发急慢性肌病、横纹肌溶解及肠道乳糖吸收障碍方面的报道日益增多。

（二）非甾体抗炎药

1．消化道反应　主要是减少了可抑制胃酸分泌和保护黏膜细胞的内源性前列腺素的合成，使胃黏膜受损，引起消化不良、恶心、呕吐等症状，严重者可诱发溃疡病。

2．肾损害　常见症状有蛋白尿、管型尿、尿中白细胞或红细胞增多等。另，伴有心衰的患者，由于内源性前列腺素的合成减少，可促发肾衰竭。

3．肝损害　一过性丙氨酸氨基转移酶升高。

4．神经系统　大多数非甾体抗炎药均可产生神经系统不良反应，如头痛、头晕、耳鸣、耳聋、嗜睡、视神经炎、球后神经炎、感觉异常和麻木等。

5．血液系统　如血细胞减少、凝血障碍等，所以术前患者慎用。

6．其他　如血压升高、心悸、潮红、口炎、荨麻疹、瘙痒、感光过敏等。少数患者出现发热和月经过多的现象。

（三）激素类药物

一般来说，激素治疗痛风只是对症治疗，只能短期应用或尽量不用，并严格遵循对症下药的原则，避免长期用药。

1. **类肾上腺皮质功能亢进症** 超生理量时可引发此症，主要表现为满月脸、向心性肥胖、多毛、水肿、乏力、高血压、糖尿病等，一般停药后可以自行消失。

2. **感染** 长期应用激素可降低机体防御能力，致抗感染能力下降，易导致继发感染和使潜在性病灶扩散。感染的症状又往往被激素的抗炎作用掩盖。

3. **类固醇性溃疡** 一般发生在胃部，溃疡往往大而深，常突然发生大出血或穿孔，与大面积烧伤所致的应激性溃疡极为相似。

4. **骨质疏松及骨折** 激素一方面可抑制肠道对钙离子的吸收，抑制成骨细胞活力；另一方面能促进甲状腺素的分泌而加强破骨作用，从而导致骨质疏松。骨质丢失可在使用激素后立即发生，无菌性骨坏死常见于股骨头，与长期使用大剂量激素有关，自用药至发生骨坏死往往长达数月至数年，故易被忽视或漏诊。

5. **精神失常** 以欣快症为最常见，从愉快到轻躁狂、兴奋以致失眠为常见的早期症状，也有表现为抑郁、焦虑，甚至有自杀倾向者。某些患者的欣快和抑郁常交替发生。此外，还可出现妄想、幻觉、木僵等症状。精神失常多见于女性，其发生与药物用量有关，激素诱发的精神失常往往随减量或停药而消失。也有糖皮质激素致严重癫痫样发作的报道。

6. 其他　其他较少见的不良反应有过敏反应、心绞痛、急性胰腺炎、类固醇肌病、肺动脉血栓、胆道出血、肾钙化、肾结石等。如突然停药撤药，易导致肾上腺皮质萎缩或功能不全、反跳现象及停药综合征。

二、促进尿酸排泄药物

（一）丙磺舒

常见的不良反应较少，发生率约为5%。丙磺舒无抗炎镇痛的作用，不适用于急性期，对磺胺过敏者禁用。

1. 消化道反应　恶心、食欲不振、胃部不适，较严重者可出现呕吐及腹泻。

2. 皮肤症状　主要为过敏性皮炎。患者可见皮肤瘙痒、皮疹、荨麻疹等，极少患者出现严重皮炎、颜面红热、呼吸困难、心悸、舌及手足发麻等，出现这种情况应及时抢救。

3. 血液系统　白细胞减少、血小板减少及溶血性贫血等。

4. 服药期间可能出现尿糖的假阳性反应，易误诊为糖尿病。

5．极少数患者在治疗初期会出现痛风性关节炎的急性发作或加重，是由于尿酸盐由关节移除所致。

（二）苯溴马隆

苯溴马隆的不良反应小，且耐受性好，比丙磺舒安全，偶有腹泻等消化道反应，肝功能异常、皮疹、白细胞降低等也不常出现。出现不良反应需及时停药，待症状消除后可考虑更换药物。严重的肝功能障碍少见，但需提高警惕，一般发生在服药6个月内，严重者可危及生命。可发热至38~39℃，全身乏力、食欲减退、皮肤瘙痒、皮肤及巩膜黄染。建议用药期间至少每3个月要检查一次肝功能。苯溴马隆不可在急性期服用，服用前应先检查肾功能，对肾功能损害严重的患者一般不使用苯溴马隆，以免加重肾脏的负担。可以配合服用补肾健脾、增加免疫力及活血化瘀的中成药。

三、抑制尿酸生成药物

（一）别嘌呤醇

作为痛风的首选药物，其机制为抑制尿酸合成，所以无论是原发性还是继发性，均可服用别嘌呤醇。其不良反应发生率不太高，是一种比较安全的药物。常见的不良反应有以下几种：

1. 消化道反应　例如腹痛、食欲减退、恶心呕吐等。

2. 皮肤过敏反应　常见皮疹，初见于四肢，可累及躯干，受损皮肤肿胀瘙痒，严重者可出现中毒性表皮坏死、溶解和血管炎。症状较轻者可通过减少剂量和抗过敏药物缓解。

3. 肝损害　可引起肝功能异常，如暂时性丙氧酸氨基转移酶升高，偶有黄疸发生，甚至出现过敏性肝坏死、肝肉芽肿伴胆囊炎、胆管周围炎等。在转氨酶升高的病例中，大部分并非是别嘌呤醇对肝的损害造成，而是与一些患者的基础疾病有关。例如脂肪肝、酒精性肝病、痛风肝损害、慢性肝炎等，也有可能是治疗痛风并发症使用的药物造成的，如降压、降糖、调脂药物等。同时应避免与其他可能损害肝脏功能的药物同用。

4. 骨髓抑制　引起全血细胞减少症。与用药剂量密切相关，别嘌呤醇的服用量每天在 600～800mg 时易出现不良反应，每天服用 300mg 以下很少出现不良反应。

（二）非布司他

黄嘌呤氧化酶抑制药，用于长期治疗伴随痛风的高尿酸血症患者，但不推荐给无症状的高尿酸血症患者。非布司他的不良反应多为轻、中度，与别嘌呤醇之间的差异不大。最常见的不良反应是上呼吸道感染、肌肉骨骼和结缔组织的症状和体征以及腹泻。非布司他对肝脏的影响较小，其导致的肝转氨酶升高通常较轻微，发生率和严重程度与别嘌醇近似。皮肤不良反应程度大多轻至中度，没有发生任何严重威胁生命的皮肤方面的不良反应。也有文献报道，部分患者会出现流行性感冒、头痛、感觉异常和感觉迟钝、下呼吸道和肺部感染、高血压、胃部和腹部疼痛、水肿等不良反应。

第三节　急性活动期痛风的用药注意事项

一、西药用药宜忌

痛风急性期治疗应注重控制痛风性关节炎的急性发作，预防急性关节炎的复发。卧床休息，同时加强碱性食物的进食，大量饮水。一般不进行降尿酸治疗，防止血尿酸波动，引起转移性痛风或延长发作时间。2012年美国风湿病学会痛风治疗指南则提出，在痛风急性发作期如果已经使用抗炎药物可以开始降尿酸治疗。常用治疗药物有：

1. 非甾体抗炎药　包括吲哚美辛、双氯芬酸、萘普生、美洛昔康及塞来昔布等，本类药物具有消炎、止痛和解热的功能，可迅速改善患者症状。开始治疗需足量，持续2~3天，病情一旦减轻或者完全缓解就可逐渐减量。最常见的不良反应是胃肠道症状，也有可能会加重肾功能不全，影响血小板功能等。对本药过敏者，服药后诱发哮喘、荨麻疹者，冠脉搭桥手术围手术期，消化道溃疡、出血、穿孔，重度心衰者禁用。

2. 秋水仙碱 本药吸收迅速，口服24小时后或静脉注射8小时后起作用。但不良反应较大，80%的患者会在临床症状完全缓解前即出现恶心、呕吐、腹痛、腹泻等不良反应。严重者出现血细胞减少、再生障碍性贫血、肝衰竭、肾衰竭、癫痫、心律不齐等。骨髓造血功能不全，严重心脏病、肾功能不全及胃肠道疾患者应慎用。本药可导致可逆性的维生素B_{12}吸收不良。可使中枢神经系统抑制药增效，拟交感神经药的反应性加强。用药期间应定期检查血象及肝、肾功能。女性患者在服药期间及停药后数周内不得妊娠。本品是抑制细胞有丝分裂的毒素，毒性大，一旦过量缺乏解救措施，应格外注意药物过量。现已将其退居二线。

3. 肾上腺皮质激素 对于不能使用非甾体抗炎药或秋水仙碱的患者，可采用口服、静脉注

射或肌内注射糖皮质激素。口服可予泼尼松每日
20～60mg，3～4天后逐渐减量停药。急性炎症限于
1或2个关节时，以本类药物行关节腔内注射或加
麻醉剂同时作用关节腔疗效较好。多关节炎患者对
口服非甾体抗炎药疗效欠佳，或反应慢，或有禁忌
证者，也可对持续性滑膜炎辅以本类药物注射，但
应先排除感染。肾上腺皮质激素减量或撤药后易发
生反跳现象，应继续应用维持量非甾体抗炎药或者
秋水仙碱1周。须严密监测其他副反应包括水钠潴
留、电解质紊乱、糖耐量异常、感染等。抗菌药物
所不能控制的细菌或真菌感染、症状明显的消化性
溃疡病、新近胃肠吻合术、精神病、产褥期、骨质
疏松症等禁用。充血性心力衰竭、糖尿病、急性感
染、孕妇须慎用。而对个别病人，虽有使用激素的
禁忌证，仍要考虑疗效与不良反应之比。若预计可
产生良好疗效，而不良反应较少者，或病情严重，
必须使用激素者，仍应使用激素，同时给予禁忌证
相应处理，使其不良反应尽可能减轻。

二、中药用药宜忌

国医大师朱良春认为痛风乃浊毒瘀结，与脾肾
二脏清浊代谢紊乱相关，治疗应遵循泄化浊瘀的
法则，并将其贯穿于治疗过程的始终，适时调补脾

肾，标本兼顾，急性期泄化浊瘀，排泄尿酸，消肿止痛。宜重用土茯苓、萆薢以清热祛湿泄浊；若肢节漫肿、畏寒怯冷，可配伍制川乌、桂枝、细辛、仙灵脾、鹿角霜等以温经散寒；肿甚者加用僵蚕、山慈菇、车前子、白芥子、胆南星等化痰消肿；若关节红肿热痛可配伍生地黄、寒水石、知母、水牛角、虎杖等清热通络；痛甚者加用全蝎、蜈蚣、延胡索、五灵脂等化瘀定痛；关节僵硬者加用炮穿山甲、蛴螬、露蜂房等软坚消瘀。朱老以土茯苓为主药，剂量突破常规，一般每天用量60～120g，配伍萆薢，多获良效，如此可以泄降浊毒，通利关节，激浊扬清，宣通气化。

张明教授根据其临证经验，结合本病发病特点，将本病分为风湿郁热、湿浊内蕴、痰瘀痹阻和久痹正虚4个证型，认为风湿郁热型为痛风性关节炎急性发作期的主要证型。表现为关节红肿剧痛，屈伸不利，多于夜间猝发，可伴有发热，汗出不解，口渴喜饮，心烦，舌红，苔腻，脉滑数等症。以清热祛湿通络为大法，仿李东垣拈痛汤意，拟虎杖痛风饮，药用：虎杖、羌活、全当归、茵陈、黄柏、苍术、茯苓、猪苓、泽泻、川牛膝等。方中虎杖、羌活、全当归祛风胜湿、行血止痛为君药；黄柏、茵陈清热除湿为臣；苍术、茯苓健脾燥湿，防臣药苦寒伤胃，为佐药；猪苓、泽泻上下分消，川牛膝引药下行为使。痛剧者可加延胡索、徐长卿；病在上肢者可加桑枝、片姜黄；肿痛渐退之后留有关节酸楚不适者可加海风藤、伸筋草、络石藤、威灵仙。除内治外，张教授也重视外治，常予如意金黄膏外敷患处。

陆双军认为要以四妙散为基本方，因其中苍术苦温而能燥湿，黄柏苦寒，入下焦而祛湿热毒邪，牛膝活血化瘀通络，且能补肝肾强筋骨，薏苡仁祛湿热而利筋络，恰好针对痛风急性期的病机特点，但若有湿偏甚者，热偏甚或瘀滞程度较重者，应加味使用。

金实认为急性期常用清热凉血、祛风泄浊法，常用方：生地、丹皮、泽兰、石膏、黄柏、防己、白芷、威灵仙、蜈蚣、泽泻、通草、甘草等。

第四节　缓解期痛风的用药注意事项

一、西药用药宜忌

间歇期及慢性痛风性关节炎期的治疗以控制血尿酸水平、预防发作为主，患者降尿酸的目标是血尿酸 $< 357\ \mu mol/L$，但对于有痛风石的患者血尿酸

水平应该降至 297.5 μmol/L 以下。在治疗其伴随症状时，应选择不影响尿酸排泄的药物，有利于尿酸排泄的药物则更佳，同时要注意药物之间的相互作用。常用治疗药物有：

1. 抑制尿酸生成药物　包括别嘌醇和非布索坦，二者抑制黄嘌呤氧化酶，阻断黄嘌呤转化为尿酸，减少尿酸的生成。

（1）别嘌醇：用于血尿酸和 24 小时尿尿酸过多，或有痛风石、泌尿系结石及不宜用促尿酸药排出者。服用时必须由小剂量开始，逐渐递增至有效量，维持正常血尿酸和尿尿酸水平，后逐渐减量，用最小有效量维持较长时间。与排尿酸药合用可加强疗效。不良反应包括发热、皮疹、肝毒性等，大剂量易出现超敏反应。严重肝肾功能不全和明显血细胞低下者禁用。用药前及用药期间要定期检查血尿酸及 24 小时尿尿酸水平，以此作为调整药物剂量的依据。别嘌醇不能控制痛风性关节炎的急性炎症症状，故不能作为抗炎药使用。在促使尿酸结晶重新溶解时可再次诱发并加重关节炎急性期症状，必须在痛风性关节炎的急性炎症症状消失后（一般在发作后两周左右）开始应用。服药期间须多饮水，使尿液呈中性或碱性以利尿酸排泄。有肾、肝功能损害者及老年人应谨慎用，并应减少一日的用量。用药期间应定期检查血象及肝肾功能。

（2）非布司他：主要在肝脏代谢，经肠道和尿排泄的量几乎相同，对有肾脏疾病的患者安全性较高，其不良反应有肝功能异常、皮疹、恶心等。有肾损害的痛风患者用非布索坦优于别嘌醇。非布索坦服药初期由于血清尿酸浓度快速下降，可促使组织中沉积的尿酸被动员，因此可出现类似痛风发作症状，对于此种情况可采用非甾体类抗炎药或者秋水仙碱进行预防给药。服用硫唑嘌呤、巯基嘌呤、胆茶碱等的患者禁用本药。在使用本药治疗过程中，部分患者需进行心肌梗死和肝脏损伤相关的症状监测。

2. 促尿酸排泄药：保进尿酸排泄药物抑制近端肾小管对尿酸的重吸收，以利尿酸排泄。

（1）丙磺舒：通过抑制肾脏近端小管内皮细胞对尿酸的重吸收达到促进尿酸排泄的作用。不良反应有胃肠道症状，如恶心或呕吐等，见于约5%的服用者。偶可引起消化性溃疡。能促进肾结石形成，故应保证尿pH值≥6.5，大量饮水并同服碱化尿液的药物，以防肾结石。与磺胺偶出现交叉过敏反应，包括皮疹、皮肤瘙痒及发热等。偶引起白细胞减少、骨髓抑制及肝坏死等不良反应。

（2）苯溴马隆：本药不良反应一般较轻。偶有腹泻、胃部不适、恶心等消化系统症状；可见风团、斑疹、潮红、瘙痒等皮肤过敏症状。已知对本品过敏者；孕妇及哺乳期妇女、中至重度肾功能损害者（肾小球滤过率低于20ml/min)及患有肾结石的患者禁用。出现持续性腹泻应停药；急性痛风发作期不要用药，以防转移性痛风；通常按照规定的剂量和方法服用苯溴马隆，在治疗初期痛风是不会发作的，但如果发作，可将所用药量减半，还可以根据需要，用秋水仙或消炎镇痛药缓解疼痛；治疗期间需大量饮水以增加尿量（治疗初期饮水量不得少于1.5升）。定期测量尿液的酸碱度，为促进尿液碱化，可酌情给予碳酸钠或橡酸合剂，并注意酸碱平衡。病人尿液pH应调节在6.2～6.8之间。长期用药时，应定期检查肝功能。

二、中药用药宜忌

痛风慢性期或间歇期可加生白术、茯苓、苍术、生薏苡仁、何首乌、女贞子调益脾肾。在处方中加入虫类药，如蚕沙、地龙等，能使药力倍增，收效显著。朱老云："痛风日久，绝非一般祛风除湿、散寒通络等草木之品所能奏效，必须借助血肉有情之虫类药，取其搜剔钻透，通闭解结之力。"

张明教授认为痛风久病可见3种证型：①湿浊

内蕴型，此证相当于痛风急性发作之后的无症状间歇期，以及尚未有过关节症状的单纯的高尿酸血症期。本病病机中内蕴湿热，故而治之以利湿降浊，予茵连痛风饮，药用：茵陈、白术、茯苓、土茯苓、泽兰、秦艽等。②痰瘀痹阻型，此证多为未经治疗或未经正规治疗，在反复发作经年之后，久病必瘀。治以祛瘀通络，化痰散结，通利关节，予归芍痛风饮，药用：全当归、川芎、赤芍、桃仁、茵陈、木瓜、威灵仙、海风藤、青陈皮、猪苓、土茯苓。③久痹正虚型：患病日久，反复发作，迁延不愈。该型患者的病机多为本虚标实，虚实夹杂。治以益气补肾，利湿通络为法，予芪术痛风饮，药用：生黄芪、白术、山茱萸、汉防己、防风、当归、土茯苓、猪苓、茵陈、陈皮。金实认为缓解期常用活血通络，利湿泄浊法，常用方：当归、泽兰、黄柏、威灵仙、蜈蚣、萆薢、泽泻、通草、甘草、山甲、桃仁等。

第五节　痛风的饮食宜忌

一、认识痛风

痛风与我们熟知的糖尿病、高血脂、肥胖等

"富贵病"一样，也属于代谢综合征的一种。具体来说，它是机体蛋白质代谢紊乱，尿酸（嘌呤的氧化代谢产物）的合成增加或排出减少，造成高尿酸血症，当血尿酸浓度过高时，尿酸即以钠盐的形式沉积在关节、软组织、软骨和肾脏中，引起组织的异物炎性反应。随着人们生活水平的提高，生活方式的改变，痛风的发病率逐年增高，因此，痛风也越来越受到人们的关注。

二、诱发痛风的饮食因素

正如大家所知，尿酸过多是引起痛风的原因，而尿酸又是由嘌呤代谢而来。正常人从饮食中摄取的嘌呤仅占20%左右，其余的嘌呤都是在机体代谢过程中产生的。虽然从食物摄取的嘌呤不多，但极少被机体利用，大部分分解转化为尿酸，所以从饮食中获取的嘌呤对尿酸水平的影响也是不容忽视的。合理的饮食有利于痛风患者病情的康复，而不合理的饮食则会诱发痛风或使痛风患者的病情更加严重。过多食用高蛋白、高脂肪、高嘌呤食物，包括动物内脏、鱼、虾、肉汤等，以及饮水不足，这些都是诱发痛风的主要饮食因素。此外，饮酒又是痛风发病的另一个风险因素。酒精激活糖酵解途径使ATP大量分解，生成的腺嘌呤降解为尿酸，尿酸盐产生过多和肾尿酸盐排泄减少造成高尿酸血症，从而引起痛风。

三、痛风的饮食原则

痛风患者面对众多的食物通常会走向两个极端。一些患者过分强调限制饮食，什么都不敢吃，产生了悲观情绪，甚至对生活失去了信心；有人则置之不理，整天胡吃海塞，导致更严重的并发症。二者都是不正确的，唯有长期坚持调理才是关键。对痛风患者的饮食来说，目的是为了减少嘌呤的摄入，同时尽可能增加尿酸的排出。因此，具体应该注意以下几点原则：

1. 低嘌呤饮食　膳食中若嘌呤摄入量过多，会使体内尿酸生成增加。正常人每天嘌呤摄入量为 600～1000mg，痛风病人应长期限制膳食中嘌呤的摄入量，急性痛风患者应选用低嘌呤膳食，嘌呤量应严格控制在每日 150mg 以下，缓解期可适当放松，但高嘌呤食物（动物内脏、海鲜、豆类等）仍应禁忌。为了使用上的方便，一般将食物按嘌呤含量分为三类：

（1）第一类：含嘌呤较少，每 100g 食物含嘌呤小于 50mg。

1）谷类、薯类：大米、糯米、米粉、小米、大麦、小麦、荞麦、玉米、面粉、面条、面包、馒头、麦片、富强粉、马铃薯等。

2）蔬菜类：南瓜、冬瓜、黄瓜、茄子、丝瓜、苦瓜、芥菜、白菜、萝卜、胡萝卜、番茄、莴苣、甘蓝、芹菜、卷心菜、山芋、土豆、洋葱、空心菜、木耳等。

3）水果类：橙、橘、红枣、苹果、梨、桃、香蕉、葡萄等。

4）乳类：鸡蛋、鸭蛋、皮蛋、牛奶、奶粉、乳酪等。

5）硬果及其他：猪血、猪皮、海蜇皮、海参、海带、蜂蜜、瓜子、杏仁、栗子、莲子、花生、核桃仁、花生酱、枸杞、茶、咖啡、小苏打等。

（2）第二类：含嘌呤较高，每100g食物含嘌呤50～150mg。

1）植物类：米糠、麦麸、麦胚、粗粮、绿豆、红豆、豌豆、黑豆、青豆、四季豆、韭菜、菠菜、蘑菇、芦笋、芸豆、豆腐干、豆腐等。

2）畜禽肉类：鸡肉、羊肉、火腿、猪肉、牛肉、鸭、鹅、鸽等。

3）水产类：鳗鱼、草鱼、鳕鱼、鲑鱼、黑鲳鱼、大比目鱼、鱼丸、虾、龙虾、乌贼、螃蟹等。

（3）第三类：含嘌呤高，每100g食物含嘌呤

150～1000mg。

动物内脏、脑、黄豆、浓肉汁、牡蛎、酵母粉、白带鱼、鲤鱼、鳕鱼、鲈鱼、鳝鱼、贝类、沙丁鱼、凤尾鱼、啤酒、紫菜、香菇、豆苗、浓肉汁、浓鸡汤及肉汤、火锅汤等。

2. 低热量饮食 防治超重和肥胖。有研究表明，体重指数与高尿酸血症呈正相关，因此肥胖者应限制能量摄入，超重患者可在原每日摄入总能量的基础上减少10%～15%，并与实际活动消耗保持平衡；每月减少体重0.5～1kg，使体重逐渐降至理想体重范围。切忌减体重过快，导致机体产生大量酮体，酮体与尿酸相互竞争排出，使血尿酸水平升高，容易引起痛风的急性发作。

3. 低蛋白饮食 痛风患者除需控制含嘌呤高的食物外，还应适当减少膳食中蛋白质摄入量。蛋白质类食物中含有大量的嘌呤，尤其是动物蛋白，如牛肉、海产品及其制品，故宜选用植物蛋白为主。蛋白的摄入量根据病情而定，一般以每日每千克体重0.8～1.0g为宜。动物蛋白可选用牛奶、鸡蛋，因为它们既是富含必需氨基酸的优质蛋白，又含嘌呤较少，可作为膳食中主要优质蛋白的来源，但是酸奶中含乳酸较多，可抑制或减低尿酸的排泄，故不宜饮用。此外，由于嘌呤易溶于汤中，各种肉汤嘌呤含量很高，需将瘦肉、禽类经煮沸后弃汤食用。

4. 低盐、低脂饮食　由于脂肪氧化产生能量约为碳水化合物和蛋白质的2倍，为降低体重，痛风患者应该限制脂肪的摄入量，脂肪有阻碍肾脏排泄尿酸的作用，在痛风急性发作期更应加以限制；一般脂肪摄入量建议控制在每日40～50g，应选用含脂肪少的鱼肉、兔肉、鸡脯肉、鸭胸肉等，选用植物油而不用动物油，并采用少油的烹调方法；由于痛风患者易患高血压、高脂血症和肾病，应限制钠盐摄入，用盐量2～5g/d为宜。

5. 增加蔬菜水果摄入　蔬菜、水果是碱性食物，在体内代谢后，产生偏碱性物质，可降低血液和尿液的酸度，并使尿液碱性化，增加尿酸在尿中的可溶性；蔬菜和水果中含有丰富的维生素，特别是维生素C，能促进组织内尿酸盐的溶解；痛风病人应多食用蔬菜、水果，西瓜和冬瓜不但属于碱性食物，而且还具有明显的利尿作用，对痛风病人更为有利。此外，豆类及其制品、芦笋、香菇、紫菜、豆苗等虽然属于蔬菜类，但其嘌呤含量比较高，痛风患者也应避免食用。

6. 多饮水　多饮水有利于尿酸排出，预防尿酸肾结石，延缓肾脏进行性损害，因此，一般病人提倡每日饮水 2000ml 以上（约 8～10 杯），以饮用温水和偏碱性水为宜。为了防止夜间尿浓缩，一般提倡睡前适量饮水，不宜在饭前短时间内和饭后立即暴饮大量的水。饮水最佳时间是两餐之间、晚餐（晚餐后 45 分钟至睡前这一段时间）、清晨（起床后至早餐前 30 分钟）。此外，肾功能不全及心肺功能异常者需根据病情限制水的摄入量。饮水宜选用白开水、淡茶水、矿泉水、果汁，可适量饮用浓茶水、咖啡、可可等饮料，有研究证明血尿酸水平随着咖啡摄入量的增加而下降，而且茶叶碱或咖啡碱在体内的代谢物不是尿酸盐，不会诱发生成痛风石。

7. 忌饮酒　酒精代谢使血乳酸升高，乳酸可竞争性抑制尿酸的排出；特别是啤酒本身即含有大量嘌呤，可使血尿酸浓度增高，故临床上常可见到一次性饮酒过量伴进食高嘌呤、高脂肪饮食后诱使痛风发作的典型病例。但是有研究表明，饮用葡萄酒则不会增加痛风的发病风险，这种差异的机制目前尚未完全明了。

8. 选择合理的烹调方法　合理的烹调方法可以减少食物中的嘌呤含量，如将肉类食物煮后弃汤再行烹调；采用蒸、煮、炖、烩、熬等方法可显著减少烹调用油量；辣椒、胡椒、花椒、芥末、生姜等调料均能兴奋自主神经，诱使痛风急性发作，应尽量避免食用。

9．规律饮食，坚持运动 一日3餐要定时定量，不仅要避免暴饮暴食，还要防止饥饿。鼓励患者每日坚持适量的运动，如步行每日早晚各30分钟，以微出汗为度，防止剧烈运动。

四、痛风患者常用食疗方

1．薏仁粥 取适量的薏仁和白米，两者的比例约为三比一，薏仁先用水浸泡四五个小时，白米浸泡三十分钟，然后两者混合，加水一起熬煮成粥。薏仁具有利水渗湿、健脾、保肾补气之功效，对痛风患者很有益处。

2．冬瓜汤 取去皮冬瓜300g，红枣五六颗，姜丝少许。先用油将姜丝爆香，然后连同冬瓜切片和红枣一起放入锅中，加水及适量的调味料煮成汤。冬瓜有很好的利尿作用，可以使尿酸溶解排出。

3．白茅根饮 鲜竹叶、白茅根各10g，洗净后放入保温杯中，以沸水冲泡30分钟，代茶饮。鲜竹叶、白茅根可以利尿，防止痛风性肾结石。

4．土茯苓粥 土茯苓30g，生薏苡仁50g，萆薢15g，川牛膝10g，粳米100g。用法：先用粳米、生薏米仁煮粥，再加入其他药（碾粉），混匀煮沸食用。土茯苓，味甘、淡，性平。既能解毒，又能化湿浊，利小便，从而调节嘌呤的代谢紊乱，配合萆薢等其他药物联合应用，能起到缓解或根治的效果。

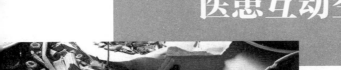

第五章
医患互动空间

先列举一个病例：患者男性，46岁，形体偏胖，因"右足第一跖趾关节反复肿痛六年，再发半月"入院。其六年前无明显诱因出现右足第一跖趾关节红肿疼痛，并于跖趾内侧渐形成肿块，当地医院查血尿酸428 μmol/L，诊断为"痛风"，不规则服用秋水仙碱、别嘌呤醇，同时加强饮食控制，症状时轻时重。半月前患者因饮食控制不佳，进食大量海鲜及啤酒而再次诱发痛风，遂入院治疗。患者很苦恼，到底痛风的病因是什么？什么样的人容易得痛风？它会遗传吗？痛风是如何诊断、治疗的？血尿酸升高、关节红肿疼痛都属于痛风吗？本章将对上述问题予以解答。

一、痛风的发病机制是什么

现代医学研究发现，痛风是嘌呤代谢紊乱及（或）尿酸排泄减少导致血液中的尿酸盐浓度超过正常范围而引起的一组代谢性疾病，包括了高尿酸血症、反复发作的急性关节炎、痛风石形成、慢性痛风性关节炎以及尿酸盐沉积引起的关节畸形等，后期还可以损害肾脏，引起肾炎、肾结石，甚至肾衰竭。而老百姓中所说的痛风往往是狭义的，即单纯的痛风性关节炎。

祖国传统医学对于本病的认识较早，张仲景《金匮要略·中风历节病脉证并治》最早论述了本病的临床表现："诸肢节疼痛，身体魁羸，脚肿如脱，头眩短气，温温欲吐"。对于其发病机制，朱丹溪《格至余论·痛风论》曰："彼痛风也者，大率因血受热，已自沸腾，其后或涉冷水，或立湿地，或扇取凉，或卧当风，寒凉外搏，热血得寒汗，汗浊凝涩，所以作痛。夜则痛甚，行于阴也"，王焘《外台秘要》则曰："热毒气从脏腑中出，攻于手足，则赤热肿痛也，人五脏六腑井荣输，皆出于手足指，故此毒从内而出，攻于手足也"。归纳起来，其病因不外乎食膏粱厚味，致脾失运化、肾失分泌清浊之功，湿热浊毒内生；或禀赋不足，外感风、寒、湿之邪，日久郁而化热、凝滞为痰，阻滞经络。其病机为湿热痰浊痹阻经络，气血不畅，不通则痛，若流注关节，筋骨失养，则可见关节僵肿畸形。

二、嘌呤和尿酸是什么关系

要了解痛风的发病，不得不提嘌呤和尿酸，那嘌呤是什么？如何产生？与尿酸又有什么关系呢？众所周知，生命要繁衍，靠的是遗传信息的传递，而传递遗传信息的基本物质是核酸，主要位于生物细胞核内，包括了核糖核酸（RNA）和脱氧核糖核酸（DNA），RNA和DNA的基本组成单位是核苷酸，核苷酸由核糖（或脱氧核糖）、磷酸和碱基组成。碱基又分为两类，一类叫嘧啶，另一类就是嘌呤。

人活着，人体的新陈代谢就从未间断，再加上疾病、药物和衰老等因素，使体内不断有细胞凋亡，由新的细胞代替，人们在饮食中也会摄入部分嘌呤，这样，细胞衰亡所释放的嘌呤和饮食摄入的嘌呤一起在体内被分解掉，最终产物就是尿酸。尿酸不能再往下分解，要么通过肾脏或消化道排出体外，要么重新合成嘌呤。

三、高尿酸如何导致关节炎

随着人们生活水平的提高，饮食结构发生很大变化，摄入了大量高嘌呤食物，再加上人体嘌呤代谢的异常，尿酸产生过多和（或）排泄减少时，尿酸盐在体内蓄积，可以沉积于关节、软骨表面和肾脏中，当关节损伤、寒冷刺激、压迫受累关节、大量饮酒以及高嘌呤饮食等因素存在时，就可以诱导沉积的尿酸盐在关节腔内脱落进入滑液中，脱落的尿酸盐被当成"异物"，受到免疫系统的攻击，导致产生了大量细胞因子，这些细胞因子中，有的可以引来更多的免疫细胞，从而扩大免疫反应；有的可以增加血管通透性，血管中液体渗入组织中引起水肿；有的刺激毛细血管扩张，使局部充血发红、代谢加快、温度增高；还有的使局部对痛觉敏感，这就造成了我们观察到的关节局部红、肿、热、痛的炎症表现。

四、痛风为什么好发于第一跖趾关节

痛风最常见的受累关节在脚上，尤其是第一跖趾关节，这一倾向性首先被古希腊人认识到，并将其称为足痛风，字面意思是"脚的入侵者"。前已详述，痛风发作是由于尿酸盐沉积于关节，由于人体直立、重力作用以及局部温度较低导致尿酸盐易于沉积于脚上，特别是第一跖趾关节，所以有上述表现。

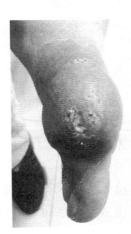

足部痛风

五、痛风为什么容易夜间加重

原因有两个：一是夜间长时间不进食、不喝水，体内水分少，尿酸浓度高；二是人体肾上腺产生的皮质激素可抑制痛风炎症，而夜间激素分泌减少，给痛风发作造成可乘之机。

六、为什么受凉和过度劳累容易诱发痛风

寒冷刺激和机体过度劳累都可以使人体自主神经调节紊乱，容易引起体表及内脏的血管收缩，其中包括肾血管的收缩，从而引起尿酸排泄减少，导致痛风发作。

七、哪些人容易得痛风

前面讲到，痛风属于嘌呤代谢障碍引起的疾病，具体可分为原发性痛风和继发性痛风，原发性痛风患者中有不到1%是因为存在酶缺陷，大部分原因尚未明确。继发性痛风可以由肾脏病、血液病以及药物等引起，痛风属于其并发症。"罗马非一日建成"，痛风也不是一下子形成的，那些存在下述危险因素的人都应该引起足够重视，及时进行健康管理，杜绝痛风发生。

提起痛风，不得不提高尿酸血症，临床医生常把高尿酸血症作为诊断痛风的前提，可以这么理解：痛风病人一定存在高尿酸血症。虽然有高尿酸血症的人不一定发痛风，但这类人群比旁人有患痛风更高的风险。引起高尿酸血症的原因有三方面：

尿酸生成过快，尿酸排出过慢，前述两者同时存在。研究发现，痛风发病年龄多在40岁以上，且发病率随年龄增长而增加；男女患病比率为20∶1，且女性患者多为绝经后。痛风危险因素包括性别、年龄、高嘌呤饮食、饮酒习惯、肥胖、高甘油三酯血症、高血压、药物和遗传，由此可以归纳出六大高危人群：男性，40岁以上男性或60岁以上女性，有饮酒习惯或酗酒的人，喜欢吃富含嘌呤饮食的人，有痛风家族史的人，患有血癌或肾病或服用利尿剂的人。

八、痛风会遗传吗

痛风属于嘌呤代谢障碍和（或）尿酸排泄减少引起的疾病，原发性痛风有一定的家族遗传性，10%~25%的患者有阳性家族史，痛风患者近亲中有15%~25%患高尿酸血症。不过，真正源于先天性遗传的痛风却很少，目前明确的仅有两种：一种是次黄嘌呤——鸟嘌呤磷酸核糖转移酶缺乏症，即雷—奈综合征。另一种是1-焦磷酸-5-磷酸核糖合成酶亢进症，多数学者认为，这两种痛风可能仅占痛风病例的1%~2%，其余绝大部分发病原因未明确。大多数文献中所提的痛风遗传倾向、有家族史、近亲痛风的说法，只是痛风遗传的表现形式，与先天遗传因素没有直接关系。另外，尿酸合成过多引发的痛风，大都是后天获得性因素引起的。

大多数痛风是不会遗传的，但可以遗传的痛风有自己的特点，即属于多基因遗传模式，呈常染色体显性遗传。

九、痛风能根治吗

"根治"，对于每一位得过病的人来说，是多么美好的词汇，患者都希望把病彻底治愈，让它再也不发作，那么痛风能否根治？遗憾地告诉大家，目前的医疗水平对大多数原发性痛风还很难做到，只能说"控制、缓解"之类的词汇。

要根治，首先要找准"病根"，痛风的病根在尿酸，只要尿酸不高了，患者就算迎来了春天。尿酸升高无非与两方面有关：一是生成增多，一是排泄减少，或者兼而有之。

先讲生成。前面讲过，尿酸来源于嘌呤代谢，要降尿酸，重点就落在了嘌呤代谢上。嘌呤或者是自身细胞衰亡后产生，或者从食物中摄取，细胞衰亡目前尚不是人力所能控制的，那要控制尿酸来源，重中之重就放在了饮食上，"低嘌呤饮食"，是几乎所有痛风诊疗指南中都要求患者做到的。但很多患者却很难做得到，大量痛风急性发作的病例都跟饮食控制不佳有关，那些幻想根治痛风的人，就因为没管好自己的嘴，到头来不但没有根治，反而越发严重。

再就是排泄。研究发现，血中的尿酸在经历肾小球滤过、肾小管重吸收、肾小管分泌等流程后，最终只有一部分随尿液排出体外。除了尿液，还有肠道和汗液排泄，只不过后两者占的比例都很小。临床上促进尿酸排泄的药物主要适用于那些尿酸排泄功能差的患者。

随着原发性痛风分子发病机制的揭示，人们逐渐发现了尿酸转运体新靶点，可以把这些靶点作为抗痛风药物研发的着眼点，生产出一些新型药物，不过并不能说明痛风可以根治。痛风目前尚不能根治，故控制饮食、避免服用高嘌呤饮食对于防止疾病的复发有着重要的意义。急性期时，应及早在医生指导下使用秋水仙碱，非甾体抗炎止痛药也可选用。间歇期治疗的目的在于维持血尿酸在正常范围。

十、痛风能停药吗

抗痛风药物可以控制病情、减轻症状、预防或者减少发作，但俗话说"是药三分毒"，人们都不想做"药罐子"，那到底痛风能否停药？下面予以解答。

　　抗痛风药具体可以分两类：一类是控制关节症状的药物，一类是控制高尿酸血症的药物。前者的代表药物有秋水仙碱、非甾体抗炎药和激素，后者又可分作抑制尿酸生成药（如别嘌呤醇等）和促进尿酸排泄药（如苯溴马隆等）。临床上广义的痛风包括无症状高尿酸血症、急性痛风性关节炎、慢性痛风性关节炎、痛风性肾病、痛风石沉积等，治疗和用药各有侧重。

　　无症状高尿酸血症比痛风的患病率要高很多，但临床上因为没有关节症状，所以很容易漏诊。对于这类患者最重要的是采取饮食控制，荟萃分析显示饮食治疗大约可以降低10%～18%的高尿酸血症或使其降低70～90 μmol/L。

　　对于急性发作的痛风性关节炎，关节红、肿、热、痛明显，首要任务是缓解症状，应该尽早使用秋水仙碱或者非甾体抗炎药，甚至激素，直到炎症完全消退，不能过早停药，以免诱使症状加重。

　　那么降尿酸治疗的时机是什么？降尿酸药物能否停用呢？

　　对于关节炎在一年之内反复发作的患者应该给予降尿酸药物治疗，对于一年中发作≥2次的患者降尿酸药是经济的，而对于有痛风石者更应该采取降尿酸药治疗。

研究发现，持续进行降尿酸治疗比间断服药更能有效控制痛风发作，并且在血尿酸达标后应持续使用，定期监测。

十一、血尿酸升高就是痛风吗

人民生活水平不断提高，摄入了大量的高嘌呤饮食，致使血尿酸水平也不断升高。高尿酸血症与痛风是密不可分的，不过单纯的血尿酸升高还算不上痛风。临床上大多数高尿酸血症不会发展为痛风，只有尿酸盐结晶沉积于人体组织中造成了损害才会成为痛风。另外，有一部分痛风患者在急性期的血尿酸水平并不高，所以血尿酸升高不能等同于痛风。

从诊断标准上也可以看出，两者是不同的。国际上对高尿酸血症的定义是：正常嘌呤饮食状态下，非同日两次空腹血尿酸水平：男性 $> 420\ \mu mol/L$，女性 $> 360\ \mu mol/L$。广义痛风当然囊括了高尿酸血症，而狭义痛风，即痛风性关节炎有自己的诊断标准，高尿酸血症只是其中一条，前面章节已有详细讲解，不再赘述。

十二、关节红肿疼痛就是痛风吗

风湿科疾病有很多都需要与其他疾病进行详细

鉴别，痛风即是如此。痛风性关节炎最常见临床表现是关节的红、肿、热、痛，其具体原因前面已有详述。但还有许多疾病同样会出现上述表现，这就要进行仔细鉴别了。

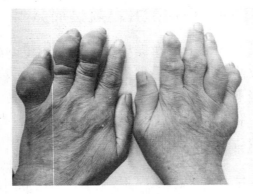

手部痛风

先说一下痛风出现关节红肿疼痛的特点。痛风常以急性单关节炎为首发症状。多为夜间痛或者凌晨时痛醒，疼痛呈间歇性加重，程度剧烈如同刀割或咬噬，24～48小时内达到高峰。关节局部发热、红肿、触痛明显。可以在数天或数周后自行缓解。有百分之六十到百分之七十首先发在第一跖趾关节。

化脓性关节炎：关节感染化脓时同样会出现红肿疼痛，最好的鉴别方法是查关节滑液或者分泌物中有无尿酸盐结晶或者大量白细胞，还可以进行培养，发现有效细菌。

丹毒或蜂窝织炎：若关节红肿的同时伴有畏寒发热、白细胞明显升高，查血尿酸不高，关节疼痛不明显，应该排除此种疾病。

少数类风湿关节炎可以有关节的红肿疼痛，但多为对称性，侵袭手足近端指间小关节和腕、踝、膝等。有高滴度类风湿因子等，无明显血尿酸增高。X线片示关节面侵蚀，关节间隙狭窄、融合或者骨质疏松，没有痛风的穿凿样损害。

因此，出现了关节红肿疼痛时首先考虑痛风可能，需要进行系统检查，看是否满足诊断标准，同时注意排除其他相关疾病。

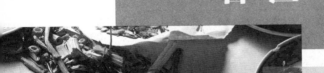

第六章

名 医 名 院

1. 华北地区

所在地	医院名称	医院地址	姓名	职称
北京	中国中医研究院广安门医院	北京市西城区北线阁5号	路志正 胡荫奇 姜 泉	主任医师 主任医师 主任医师
北京	中国中医研究院西苑医院	北京市海淀区西苑操场1号	房定亚 周彩云	主任医师 主任医师
北京	北京中医药大学东方医院	北京市丰台区方庄芳星园一区6号	朱跃兰 孟凤仙	主任医师 主任医师
天津	天津中医药大学第一附属医院	北院：南开区鞍山西道314号 南院：西青区昌凌路88号	刘 维 张洪鹏	主任医师 主任医师
天津	天津市中医药研究院附属医院	天津市红桥区北马路354号	张宗礼	主任医师
河北	河北省中医院	河北省石家庄市中山东路389号	施光其 罗亚萍	主任医师 主任中医师
山西	山西省人民医院	山西省太原市双塔寺东街29号	房丽华 刘晓萍	主任医师 副主任医师
内蒙古	内蒙古自治区人民医院	内蒙古呼和浩特市昭乌达路20号	杨书彦 李国华	主任医师 副主任医师

2. 华东地区

所在地	医院名称	医院地址	姓名	职称
上海	上海中医药大学附属龙华医院	上海市宛平南路725号	陈湘君 苏　励	主任医师 主任医师
上海	上海市中医院	上海市芷江中路274号	沈丕安 苏　晓 杨旭明	主任医师 主任医师 副主任医师
上海	上海中医药大学附属曙光医院	上海市浦东新区张衡路528号 上海市黄浦区普安路185号	杨光辉 潘　新	主任医师 副主任医师
江苏	江苏省中医院	南京市秦淮区汉中路155号	金　实 钱　先 汪　悦 纪　伟 陆　燕	主任中医师 主任中医师 主任中医师 主任中医师 主任中医师
江苏	苏州市中医医院	苏州市苍浪新城杨素路18号	高忠恩 刘秋红	主任中医师 主任医师
江苏	南通良春中医医院	南通经济技术开发区上海东路68号	朱婉华	主任医师
江苏	无锡市中医院	无锡市中南西路8号	陶　娟 徐　雯 程　立	主任医师 副主任中医师 副主任中医师

续表

所在地	医院名称	医院地址	姓名	职称
浙江	浙江省中医院	杭州市上城区邮电路54号	宋欣伟 戴巧定	主任医师 副主任医师
福建	厦门市中医院	厦门市仙岳路1739号	陈进春 赵亚清	主任医师 主任医师
山东	山东中医药大学附属医院	济南市文化西路42号	张鸣鹤 周翠英 尹玉茹	主任医师 主任医师 主任医师
山东	青岛大学附属医院	市南院区：江苏路16号 崂山院区：崂山区海尔路59号 西海岸院区：五台山路1677号 市北院区：嘉兴路7号	王吉波 刘　斌	主任医师 副主任医师

3. 华南地区

所在地	医院名称	医院地址	姓名	职称
广东	广东省中医院	广州市大德路111号	黄海春 何羿婷 邓兆智	主任医师 主任医师 主任医师

续表

所在地	医院名称	医院地址	姓名	职称
广东	深圳市中医院	深圳市解放西路3015号	张剑勇 邱　侠	主任医师 主任医师
广西	广西中医药大学附属第一医院	南宁市东葛路89-9号	吴金玉 向彩春	主任医师 主任医师
海南	海南省中医院	海口市美兰区和平北路47号	谈　平 曾翠青	主任中医师 副主任医师

4. 华中地区

所在地	医院名称	医院地址	姓名	职称
河南	河南中医药大学第一附属医院	郑州市人民路19号	王济华 冯福海 周　全	主任医师 主任医师 主任医师
河南	河南省中医院	郑州市东风路6号	孟庆良	副主任医师
安徽	安徽中医药大学第一附属医院	合肥市包河区马鞍山路与南一环交口	刘　健 黄传兵	主任医师 主任医师
湖南	湖南中医药大学第一附属医院	长沙市韶山中路95号	范伏元 王莘智 徐豫湘	主任医师 主任医师 副主任医师
湖北	湖北省中医院	武汉市武昌区花园山4号	杨德才 李慧玲	主任医师 主任医师

5. 西北地区

所在地	医院名称	医院地址	姓名	职称
甘肃	甘肃省中医院	兰州市七里河区瓜州路418号	王海东 田雪梅	主任医师 副主任医师
新疆	新疆维吾尔自治区中医医院	乌鲁木齐市天山区中山路388号	格　图 照　日 王海云	主任医师 主任医师
陕西	陕西省中医医院	西安市莲湖区西华门大街4号	党建军	主任医师

6. 东北地区

所在地	医院名称	医院地址	姓名	职称
辽宁	辽宁中医药大学附属医院	沈阳市皇姑区北陵大街33号	曲淑琴 高明利	主任医师 主任医师
黑龙江	黑龙江中医药大学附属第一医院	哈尔滨市香坊区和平路26号	李泽光 佟　颖	主任医师 主任医师
吉林	长春中医药大学附属医院（吉林省中医院）	长春市朝阳区工农大路1478号	王成武 王颖航	主任医师 主任医师

7．西南地区

所在地	医院名称	医院地址	姓名	职称
重庆	重庆市中医院	南桥寺院部：重庆市江北区盘溪七支路6号 道门口院部：重庆市渝中区道门口4号	吴　斌 周小莉	主任医师 副主任医师
四川	成都中医药大学附属医院（四川省中医院）	成都市金牛区十二桥路39号	高永翔 李　媛	主任医师 副主任医师
云南	云南省中医医院	昆明市光华街120号	彭江云 吴　洋 汤小虎	主任医师 主任医师 主任医师
贵州	贵州省中西医结合医院	贵阳市云岩区飞山街32号	钟　琴 刘正奇 姚血明	主任医师 主任医师 副主任医师

参 考 文 献

［1］中华医学会风湿病学分会．原发性痛风诊断和治疗指南［J］．中华风湿病学杂志，2011，（6）：410-413.

［2］Loachimescu AG. Serum uric acid is an independent predictor of all-cause mortality in patients at high risk of cardiovascular disease:a preventive cardiology information system(PreCIS) database cohort study. Arthritis Rheum, 2008, 58(2): 623-630.

［3］Koh WH, Seah A, Chai P. Clinical presentation and disease associations of gout a hospital-based study of 100 patients in Singapore. Ann Acad Med, 1998, 27: 7-10.

［4］McAdams-Demarco MA, et al. Hypertension and the risk of incident gout in a population-based study: the atherosclerosis risk in communities cohort. J Clin Hypertens (Greenwich), 2012, 14(10): 675-679.

［5］石恩荣．高尿酸血症与高血压关系的探讨［J］．右江民族医学院学报，2006，2（1）：37.

［6］Ma Zhongshu, Qiu Mingcai. Recent development in the risk factors of gout［J］. Geriatrics and Health Care, 2006, 6(1): 48.

［7］刘光珍．蠲痹洗剂治疗急性痛风性关节炎的临床观察［J］．中医外治杂志，2004，13（6）：4-5.

［8］陈廷生. 中药外洗法治疗急性痛风性关节炎128例［J］.
中医外治杂志，2008，（5）.

［9］徐慧. 热痹熏洗剂熏洗治疗急性痛风性湿热痹阻型关
节炎20例的临床观察［J］. 中医药学报，2010，38（5）：
120.

［10］周成功，姜玉祥. 针刺治疗急性痛风78例［J］. 中
医外治杂志，2001，10（2）：5.

［11］庞素芳. 火针治疗急性痛风性关节炎56例［J］. 青
海医药杂志，2011，41（2）：70-71.

［12］曾胜，周苹. 土家药龙舌兰外用治疗急性痛风肿痛
［J］. 中国民族医药杂志，2008，14（5）：19.

［13］夏灵清，王春溢. 祖师麻醑剂外敷治疗急性痛风性关
节炎［J］. 实用中医内科杂志，2007，21（5）：60.

［14］牙廷艺. 壮医刮痧排毒疗法治疗痛风性关节炎临床
观察［J］. 中国中医药信息杂志，2010，17（增刊）：
45-46.

［15］王治世，金实. 金实教授痛风性关节炎证治经验初
析［J］. 中国医药导报，2008，5（17）：89.

［16］张连增，陈振伟，许正一. 秦蚕汤治疗痛风性关节
炎20例［J］. 中医药报，2000，（3）：50.

［17］胡晓斌，沈莹. 预防痛风的食疗经验单方［J］. 中
国实用医药，2010，5（4）：238-239.

［18］田华，顾冬梅. 朱良春教授治疗痛风性关节炎经验

介绍［J］. 新中医，2010，9（9）：42.

［19］王一飞，耿琳，王金锋，等. 张明辨治痛风性关节炎经验［J］辽宁中医杂志，2009，（3）：36.

［20］陆双军. 急性痛风性关节炎辨治体会［J］. 山东中医杂志，2009，2（28）：102–103.

08检